同心向党　医心永恒

上海卫生健康系统百篇优秀征文汇编

主　编：邬惊雷　章　雄

副主编：赵丹丹

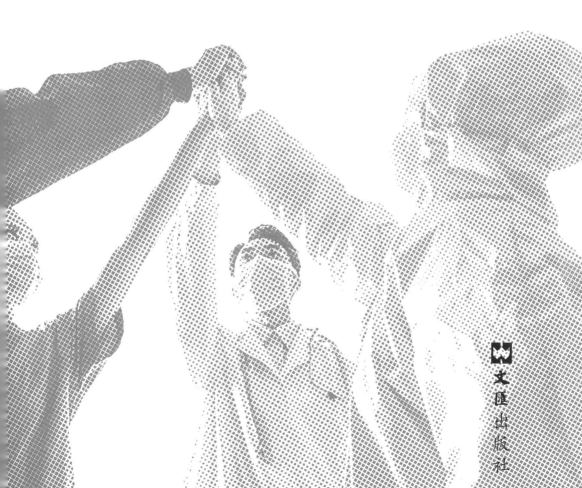

文匯出版社

图书在版编目（CIP）数据

同心向党 医心永恒 / 邬惊雷, 章雄主编 ; 赵丹丹
副主编. -- 上海 : 文汇出版社, 2022.1
　ISBN 978-7-5496-3710-2

　Ⅰ.①同… Ⅱ.①邬… ②章… ③赵… Ⅲ.①医疗保
健事业－上海－文集 Ⅳ.①R199.2-53

中国版本图书馆CIP数据核字(2022)第013405号

同心向党 医心永恒
—上海卫生健康系统百篇优秀征文汇编

主　　编 / 邬惊雷 章　雄
副 主 编 / 赵丹丹
责任编辑 / 甘　棠
封面设计 / 陈瑞桢 庞　佳
照排设计 / 上海营创文化传播有限公司

出版发行 / **文匯** 出版社
　　　　　上海市威海路755号（邮编：200041）
经　　销 / 全国新华书店
印刷装订 / 启东市人民印刷有限公司
版　　次 / 2022年1月第1版
印　　次 / 2022年1月第1版第1次印刷
开　　本 / 720mm×1000mm 1/16
字　　数 / 350千
印　　张 / 17.25

ISBN 978-7-5496-3710-2
定价：58.00元

编者的话

　　2021 是中国共产党建党百年，为喜迎庆祝中国共产党百年华诞，回顾上海卫生健康系统在中国共产党领导下走过的光荣道路和取得的巨大成就，上海市卫生健康委员会、上海市医务工会联合《文汇报》举行了"同心向党 医心永恒"访谈征文活动，以期反映中国共产党诞生后，特别是中华人民共和国成立后，上海卫生健康事业发生的翻天覆地的变化，以及相关领域里医疗卫生人员所做的重大贡献及其大爱无疆的感人事迹。访谈征文活动在全行业引起了极大反响，各级医疗卫生单位和个人踊跃参加，前后共收到来自市、区卫健系统各条线的一千六百余篇稿件，大家的踊跃参与对于我们是莫大的鞭策和鼓励，在此，首先要对这次访谈征文活动的参与者和单位表示最诚挚的谢意，还要对这次活动给予全程支持协助的《文汇报》社表示特别的感谢。

　　因来稿量大，为篇幅所限，本书不可能全部收录稿件。目前的这本文集，是从这次活动选取的一些在不同地区、不同的领域里既有代表性，又能够互相补充，综合起来能够比较全面反映在党的领导下上海市卫生事业所取得重大成就的 100 篇质量优秀稿件。其中，前 30 篇是优秀访谈征文，另外 70 篇是集中反映在医疗服务、公共卫生、卫生监督和卫生管理等方面具有某种掠影式的一些代表性稿件。由于编者的水平有限，这种编排肯定还有很多不足之处，还望活动的参与者和各位专家斧正。

　　最后，希望所有上海卫生健康工作者、研究者、管理者在新的历史时期里，不忘初心，牢记使命，团结奋斗，相互协作，共同创造下一个百年上海卫生健康事业新的辉煌。

上海市卫生健康委员会
2021.7

目　　录

编者的话

优秀征文

岁月流金

卫生发展

医者仁心

医疗援助

·优秀征文·

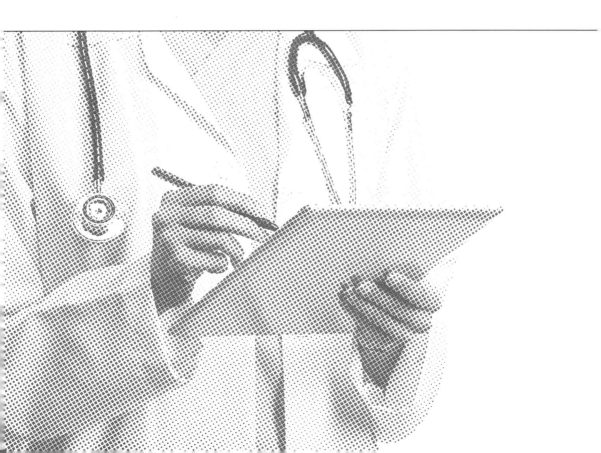

聚光灯背后的隐形卫士

复旦大学上海医学院　胡善联 口述　李晨琰 整理

从我国培养的首届公共卫生专业大学生到卫生防疫的实践者、卫生管理专业教育开拓者、药物经济学研究的探索者，再到卫生政策研究的坚守者……半个世纪以来，复旦大学公共卫生学院教授胡善联始终是一名坚定的"公卫战士"。

在新冠疫情之前，或许很多人对"公共卫生"一词，还感到有些陌生。举个简单例子：马路上有颗钉子划伤了不少人，医护第一时间冲上前为他们包扎、治疗；也有人会默默想办法将钉子拔掉，保护后来者不再受伤。这群"拔钉子的人"便是聚光灯背后的隐形卫士，战"疫"烽烟中离不开的公卫力量。这也是胡善联坚定不移的初心——筑起城市坚不可摧的健康防线。

1957 年，胡善联从上海第一医学院（现为复旦大学上海医学院）公共卫生系毕业，是我国培养的首届公共卫生专业大学生，毕业后留校先后任流行病学教研室助教、讲师、副教授和教授。

胡善联先生师从我国著名流行病学专家苏德隆，从事血吸虫病中间宿主钉螺的生态研究。20 世纪 70 年代，国内传染病暴发，在病毒性肝炎、急性出血性结膜炎、不明原因食物中毒等疾病防治的第一线，总能看到胡善联的身影。他深入现场，调查研究，探索疾病的暴发流行规律。

对胡善联而言，1988 年上海食源性甲型病毒性肝炎大流行，是人生中的一场重要战"疫"。那时，他与研究团队一起研究流行病起因与预防措施，发现生食毛蚶是主要的转播途径，研究团队深入江苏吕泗海区，用人工方法使毛蚶污染甲肝病毒，研究其排毒规律。他们的相关研究成果荣获国家卫生系统科技进步一等奖、国家科技进步三等奖，研究团队被评为上海市"五一"劳动先进集体。

2020 年，新冠疫情暴发，年届耄耋的胡善联先生再度"披甲上阵"、建言献策，与众多公卫专家一起为全球抗疫开具中国"药方"。

卓越的全球城市，当然应该是健康城市。胡善联说，经过多年实践，上海健康城市建设已取得巨大成就。据上海市疾病预防控制中心测算，2020 年，上海沪籍人口平均期望寿命达到 83.67 岁，婴儿死亡率为 2.66‰、孕产妇死亡率为 3.66/10 万，三大指标持续保持发达国家和地区领先水平。

另一方面，我们也应认识到，上海已步入老龄化社会，老龄化比例超过 35%。与此同时，疾病谱、生态环境、生活方式等也在不断变化，"从'以疾病为中心'到'以健康为中心'，在健康城市的建设道路上，不是卫生部门一家'关起门来就能做好'，需要多部门的共同协调。"胡善联说，市民健康不仅需要医疗卫生作保障，健康环境、健康生活、健康教育乃至健康文化等皆不可或缺。这就需要将健康融入万策。

每年，上海 800 多万户家庭都会收到一份健康礼包，这份礼包围绕健康"四大基石"展开——合理饮食、适量运动、戒烟限酒、心理平衡，礼包里有健康读本也有实物工具。作为政府实事工程，这项工作在上海已经坚持了整整十余年，一份礼包的背后往往凝聚着多个部门的合作与投入。

2020 年 4 月，上海再度发布一条事关生活在这座城市每位市民福祉的重磅消息——上海要建设成为全球公共卫生体系最健全城市之一。上海"公共卫生建设 20 条"也随之出炉。在胡善联看来，这些举措释放出明晰的信号：上海即将推出"升级版"公共卫生应急管理体系。

"属于公卫人的黄金时代来了，年轻人要勇于承担责任和使命，请不要辜负这个时代。"胡善联说。

打造固若金汤的战"疫"堡垒

上海市公共卫生临床中心　巫善明 口述　范忏忏 整理

　　脸上挂着和善的笑容，说起话来思路清晰，年过八旬的上海市公共卫生临床中心教授巫善明精神矍铄。放不下对病人的牵挂，他依旧坚持每周四天，在位于虹口区的市公卫中心门诊部接诊慕名而来的患者。

　　与传染病防治事业打了一辈子交道，巫善明曾创建全国首家"产科肝病监护中心"（上海市产科肝病监护中心）、创建长江三角洲地区传染病医院协作中心和上海市传染病协作网。他参加了近代传染病三大经典战"疫"，1988 年防治甲肝、1994 年防治 2 号病（霍乱，烈性肠道传染病）、2003 年防治"非典"，为热爱的传染病防治事业付出了毕生心血。

　　2003 年，时年 66 岁的巫善明已从上海市传染病医院院长的位置退下来了，但"非典"来袭，他又承担起上海市非典防治专家组成员兼临床组组长的重要职责。畅谈这段刻骨铭心的记忆，巫善明的话匣子打开了。

　　"2003 年 3 月，我在澳洲开会期间，突然接到了上级主管部门相关负责人打来的电话。"彼时，疫情尚未波及上海，但市政府高度重视，已然开始着手准备应对措施。经历过上海 1988 年甲肝流行和 1994 年"2 号病"两次特大疫情，巫善明对"非典"并不恐惧，但他也感到此番疫情来势汹汹。

　　被列为定点医院后，市传染病医院立刻开始为应对"非典"筹备物资和人力，第一时间将住院部一楼、四楼的肝炎病人全部转移，将这里分别改为"非典"确诊和疑似病房，并要求所有护理人员分批转岗，保证病房24 小时有医护人员值守。

　　在抗击"非典"的 133 天里，市传染病医院先后收治临床确诊病例 8 例、疑似病例 53 例、留院观察病例 5 例。令巫善明感动的是，"这绝非一家医院的战斗，整个上海医疗界都在全力支援我们"。每次会诊时，传染病医院的病房都可用"群英荟萃"形容。沪上顶级的内科专家，如华山医院翁心华、中山医院钮善福、瑞金医院邓伟吾、上海市第一人民医院周新……只要一个电话，随叫随到。

巫善明感慨，"医护们奔赴的是没有硝烟的战场，最终，上海没有一位医护人员被感染，这是我们最值得骄傲的一件事。"也是从那时起，上海各大医院的发热门诊开始运转起来。

在一次次战"疫"中，上海不断健全传染病预警机制，由此留下的肝炎门诊、肠道门诊、发热门诊等，筑起疫情防控的一道道坚实防线。

2004年，有着90年历史的上海市传染病医院，在金山区建设新院区，更名为上海市公共卫生临床中心。2020年，新冠疫情警报拉响的那一刻，市公卫中心全体公卫人毫无犹豫，奋战在抗击疫情的第一线。更有医护直言，"不计报酬、无论生死，自愿报名申请加入医院的应急任务……"

如今，市公共卫生健康中心已成为上海乃至长三角应对突发公共卫生事件的坚强堡垒。"疫情就是命令！在抗击烈性传染病的战场上，从不缺公卫人的身影，我们的决心、信心、斗志始终在传承。"巫善明说，守卫上海城市公共卫生安全已经作为使命和担当，刻进了这里每个职工的骨子里。一代代公卫人，目标始终如一：啃别人不敢啃的"硬骨头"，打造固若金汤的战"疫"防线。

医疗改革的初心就是以人民健康为中心

上海市卫生和健康发展研究中心　金春林 口述　李晨琰 整理

今年是中国共产党成立 100 周年，也正值"十四五"规划开局之年。百年岁月，上海卫生健康事业实现跨越式发展，医疗、医保、医药事业取得长足进步，市民看病就医的获得感和满意度持续提升。

回望上海卫生健康事业的发展，上海市卫生和健康发展研究中心主任金春林直言，这其中体现的"上海智慧"，展现的"上海方案"，有许多值得总结、长期坚持的重要启示。

1985 年考入上海医科大学公共卫生学院后，金春林选择了一个相对冷门的专业——卫生管理专业。研究生阶段，他选择了医疗经济学方向。彼时，他的想法很简单：医疗服务有其经济特殊性，必须在公益和效益间追求平衡，这是个值得系统探索的研究领域。

1992 年，完成学业的金春林进入上海市卫生局规财处。当时，整个医疗卫生系统面临的一个难题是医疗费用增长过快，"增长率很高，一度达到 51%，许多患者面临医疗费用无法报销的窘境。"如何破局？ 1994 年，上海率先实施医疗费用"总量控制、结构调整"政策。

"控制医疗费用的不合理增长，解决'看病贵'，关键是要挤出药品、耗材的价格水分，把有限的医疗费用花在刀刃上。"金春林说，控制总量是第一步，第二步就是要提高业务收入含金量，通过优化调整医疗服务价格，拉开高技术含量、高难度风险项目与一般项目的价格差距。

如何实现？靠人才。以此为契机，上海设立医学发展基金，在全国率先启动学科人才建设计划，不断向医学学科和人才高地进军。政策实施几年后，成效显著，不仅减轻了社会和个人的医疗负担，也为上海职工医疗保险的顺利出台和平稳运行创造了条件，一批医疗技术人才竞相涌现。如今，上海已形成以临床医学中心和领军人才为龙头、重点学科和优秀学科带头人为骨干、优秀医学青年为基础的医学学科人才发展体系。

"上海卫生健康事业发展讲究'顶天立地'。"金春林说，随着医学科技的不断发展，上海在"建高地"的同时，不断"强基层"。2006 年，上海市第一人民医院率先在松江创建南部院区，开创了市级医院远郊办医的先河，由此拉开上海推动优质医疗资源下沉郊区，布局"5+3+1"医疗服务体系的序幕。与此同时，上海不断推进社区卫生服务中心标准化建设，加快全科医生培养步伐，推动部分二级医院向康复医院转型，满足老百姓日益增长、多样的就医需求。

在不断提升上海医疗服务能级的过程中，配套保障也在不断完善。上海在全国最早开展质控中心建设，为百姓健康医疗打造质量保障体系，已形成 63 个市质控中心、285 个区质控小组、监管 5000 余家医疗机构。"通过全方位管理，上海医疗质量水平显著提高，质量安全事件发生率逐年下降，医疗质控'上海体系'辐射全国。"金春林说。

上海也在大力推进信息化建设。"上海健康信息网"经多年探索优化，已建成"1+1+16"的市、区两级平台，即 1 个市平台、1 个医联平台和 16 个区平台。共汇聚超过 10 亿份门急诊诊疗记录和超过 1600 万份出院病人的海量数据，成为国内第一个省级范围内实现互联互通、信息共享的地区，极大推进医疗服务模式、健康管理模式转变。

没有全民健康就没有全面小康，必须将人民健康放在优先发展的战略地位。"健康始终是我们工作的出发点，也是归宿。"从业 29 年，金春林始终坚信，医疗改革的初心就是以人民健康为中心，让有限的卫生资源发挥最大效用，医疗卫生行业的变化发展要紧紧围绕大众的健康需求，让老百姓有更多的获得感。

国之所需，吾辈所向

复旦大学附属华山医院　邹和建

"你是谁，从哪来，到哪去"这个哲学的终极问题，几乎每个人都思考过。

华山医院，诞生于硝烟战火之中，受任于民族困顿之际，奋进于改革开放年代、搏浪弄潮之时。时至今日，这个拥有 2000 多名中共党员、77 个党支部的战斗堡垒，仍然奋斗在人民健康防线的最前沿。站在"两个一百年"的历史交汇点上，我们更应该思考：我们是谁，我们从哪里来，要到哪里去。

我们是有着红色基因的共产主义者

"华山"与中国共产党的结缘，最早的记录出现在 1936 年，医院受地下党委托，开始转发中国共产党在巴黎出版的党报《救国时报》，成为共产主义思想和共产党人在上海的一个重要传播地和交通站。

隐秘的红色力量在华山不断成长，全院三分之一的职工加入了各种形式的革命组织，团结在党的周围，胸怀着信念和梦想，传播着革命的火种。

在理想信念的火炬下，1945 年 5 月华山医院成立了职工和医护 2 个党支部，以"地下党"的形式开展工作，壮大队伍。1949 年 5 月，上海解放。华山医院的党员们终于结束了旷日持久的"地下工作"，光明正大地高举旗帜跟党走。同年 7 月，医院正式成立中共华山医院支部委员会。此后，党员人数不断增加，党组织的力量不断增强。曾经的星星之火，终成燎原之势。

1950 年血吸虫害肆虐、1952 年抗美援朝抵御美国细菌战、1976 年唐山大地震、1998 年长江特大洪灾、2003 年非典、2008 年汶川大地震、2020 年抗击新冠疫情……漫长的历史画卷中，每一次国家危难之时，无论战火中、废墟上、疫情前，党有号召，我有行动，一直是华山医院的传统。

不仅仅是在突如其来的灾难面前，在最边远、最贫困、最艰苦的地区也遍布华山人的脚印。全国34个省份中，华山人支援的脚步已经走过了20多个。我们的历史，是由这样一个又一个"红色地标"串联起来的。我们赓续着共产党人的精神血脉，从未缺席每一个历史节点。

我们从艰苦卓绝中走来，在人民滋养中壮大

20世纪初，战火纷飞、内忧外患，沈敦和等先辈们深切地感受到，为大众医伤救难，必须要有自己的医疗设施和队伍。这就是华山医院的起点。

在救亡图存的年代里，我们医院看病给药只收号金，病重者留院治疗酌量收费，贫者则免。医院仅有的一辆救护车，在去宝山救援途中被炸毁。

后来的数十年里，华山医院曾内迁昆明，又西迁重庆。在业务调整中，我们曾一度仅剩妇产科和神经精神病科；也曾顾全大局，成为内科专科学院。

艰难困苦，玉汝于成。艰难的境遇、艰巨的任务、艰辛的历程造就了华山人坚忍顽强、自力更生、锐意进取的精神意志，愈是艰险愈向前。

改革开放元年，在外币奇缺的情况下，华山医院通过一次"医疗海淘"引进了中国第一台CT。1984年我们被指定为教卫系统第一家改革开放试点医院，利用贷款率先引进国内第一台核磁共振、PETCT、伽玛刀等先进设备，与国际一流技术接轨，并通过这些设备孵化、培养了一大批人才。

迈入新世纪，医院率先推出神外集团医院的改革创举，建成世界最大的神经外科救治网络。

没有笔直的路可以走，没有现成的理论可以始终遵循，我们依靠的是社会主义制度，依靠的是人民的生产能量，我们为人民而生，因人民而兴，走通了一条"自我发展、自我完善"的华山之路。无论平坦还是崎岖，无论阳光还是风雨，在中国共产党的领导下，华山人探索实践的步伐始终向前，华山的发展之路越走越宽广。

我们随着人民追求美好生活的脚步前行

建院之初，华山医院把"诊治疾病、救护伤兵、宣传卫生、促进医学教育"

的宗旨写进了章程里。20世纪30年代，麻风病、真菌性皮肤病等问题严重危害人民健康，于是，就有了以杨国亮教授为代表的皮肤性病学开拓者和奠基人，创立了我国最早的皮肤科。1950年代初，新中国迈开了追赶世界的脚步，史玉泉教授建立了中国南方最早的神经外科，向着世界尖端前沿科学发起冲刺。手外科顾玉东院士接过杨东岳教授的接力棒，为解除劳动者的苦痛不断求索，走向世界一流。戴自英教授自英国学成归来，创建了感染病学科，为人民拉起了公共卫生的安全防线。

其始作也简，其将毕也必巨。优势学科和名医大家值得我们自豪，同时，事业发展永无止境，医者初心激励着我们不断探索为人民服务的最优解。1980年代初，医院推出24小时CT检查来缩短患者等候时间；1990年代初，医院开设疑难杂症诊疗中心来满足患者多层次的需求；2006年，在上海浦东金桥开出华山第一家直属分院；2012年，作为上海"5+3"民生工程的项目之一，华山北院扎根宝山顾村，下沉优质医疗资源；2018年，集合了医院最强学科的虹桥院区，崛起在长三角一体化发展的最前沿；今年，国家区域医疗中心——华山医院福建医院建成投入使用，为健康中国建设贡献华山力量。

在一个世纪的风雨历程中，在960多万平方公里的广袤大地上，国之所需、吾辈所向，华山始终与党和国家命运紧密相连、休戚与共，始终向着人民追求健康福祉、美好生活的目标大步前行。当历史的接力棒再次传递，在加强公立医院党的建设背景下，华山医院以初心为志，以使命为帆，正以昂扬奋斗姿态向着"中国最具影响力的国际化优质医院"目标扬帆起航，誓言在新的征程上破浪前行，为护佑人民健康再立新功。

打通服务百姓健康的"最后一公里"

上海市第一人民医院　冯运

2006 年，上海市第一人民医院松江院区正式运行，成为沪上首家落户远郊的三甲综合性医院，为将优质医疗资源引向郊区提供了成功范例和经验。15 年的远郊办院历程，有着各种艰难险阻、辛酸苦辣，换来了"从无到有、从小到大、从弱到强"的突破。

20 年前，上海市政府提出"医疗资源向郊区转移"的战略规划，松江作为人口导入区的交通便利和地域辐射效应正在凸显。彼时，市一医院与松江区政府签署迁建意向书。2002 年，市一医院松江院区的建设者们带着理想和初心，在松江铲动了第一锹土，成为了优质医疗资源填补郊区医疗洼地的探路者。

做探路者，不容易。那时，整个新城还是一片农田，到处都是工地，轨道交通尚未完工，职工的通勤都很困难。但后来的发展证明，松江院区的建设理念不仅契合了城市发展的需要，也回应了卫生主管部门对公立医院促进优质医疗资源均衡上的要求，为政府在相关工作领域的重要决策提供了依据，也为其他医院到郊区发展提供了可借鉴的范本。

在医院党委、领导班子成员以及全体职工的努力下，松江院区采用"一院两址"同质化管理框架，建设以疾病为中心的多个特色学科群，填补了松江地区多项医疗技术空白；深入探索 5G、人工智能、机器人等新兴技术的落地应用，率先成立临床研究院；在新冠疫情防控关键期，率先新建沪上首家 5G 标准现代化、智能化发热门诊，为松江及周边地区公共卫生安全提供有力保障；以百姓健康为己任，首创急诊就医"先诊疗、后付费"服务、首建"一站式"百平米出入院服务中心、首推基于互联网医疗的智慧居家腹透远程管理系统、首启 ICU 远程视频探视系统，持续提升百姓就医体验感、获得感与幸福感。

近年来，松江院区深入践行"分级诊疗"政策，通过积极创新区域医联体慢病防治新模式、率先启动"全＋专""一对一"社区全科医师导师制培养、坚持连续7年开展"循浦江之源·筑公济医魂"医疗公益志愿服务等举措，打通百姓健康服务的"最后一公里"。

白衣在身，党建为魂。松江院区的高速发展，离不开党建。我们把党建工作和中心工作相融合，切实把组织优势转化为学科发展优势、人才培养优势、科技创新优势和文化建设优势。

"循浦江之源·筑公济医魂"党员志愿服务系列活动是我院行政综合党支部的一块"金字招牌"。7年来，志愿服务队共开展义诊160场、健康讲座228次、社区医师业务培训和查房73次、区救护师资队伍加强培训5场，派遣专家1362人次、志愿者570人次，惠及松江及周边地区近40000名居民。

站在"两个一百年"历史交汇点的今天，松江正以长三角G60科创走廊策源地的全新身份，肩负起提速提质"五个新城"建设的时代新使命。医院也将继续坚持"以人民为中心"的发展思想，携手松江共谋"十四五"规划，在努力实现医院发展新辉煌的同时，持续对标新城人民高品质医疗卫生服务需求，继续为区域百姓提供优质医疗服务，为群众办实事、办好事、办身边事，打通服务百姓健康的"最后一公里"。

恰百年芳华，续红色篇章

复旦大学附属中山医院　汪昕

建党百年即将到来，我特别想说说两位同志在抗疫前线火线入党的故事。

徐璟同志是中山重症医学科监护室的一位护士长，也是一名党员发展对象。医院召集援鄂医疗队时，她放弃了陪伴病重的妈妈，立即主动报名。除夕夜，顾不上吃年夜饭，她就匆匆告别亲人奔赴武汉。为了工作，她将心爱的秀发剪短；长时间的值班中，她的鼻梁和脸颊被口罩勒出红痕甚至变形。她克服重重困难一直冲锋在前，艰苦的环境考验锤炼了她的坚强意志，党员战友的精神激励她在历练中成长。前线工作的第三天，她再次向组织提出入党申请，很快获得上级党委的批复。第七天，在金银潭医院的病区里，一场简短而光荣的入党仪式通过连线的形式举行，徐璟成为了上海援鄂医疗队员中前线入党第一人，在场所有人无不动容。

还有一位就是我们的胡必杰教授，他是一位资历高、年龄大的传染病专家。在参加非典救治时，胡教授就看到党员冲在前面主动承担最繁重危险的工作，那时入党追求就已在他的心中萌芽。这一次在公卫中心的抗疫前线，看到党员同事连续工作了十几个小时浑身湿透地走出来，不畏辛苦只说一句"党员嘛，这点苦不算什么"；听到周围时常涌现的"我是党员我先上"这些质朴的话语，他更加坚定了入党的初心和决心。在上级党委、其他党员同志的共同见证下，这位优秀的高级知识分子也成为了中国共产党的一员。

我院筹建援鄂医疗队时，136人的队伍在2个小时内集结，8.98吨物资连夜筹集，这就是中山速度！医疗队总结的新冠肺炎诊治三原则——"抓住"抢救治疗、"稳住"综合治疗、"守住"康复治疗，这就是中山标准！援鄂医疗队临时党支部，做好思想引领，23位队员完成"前线入党"仪式；建立"共产主义小超市"；组织开展前线"巴林特小组"活动，为紧张的工作提供释放压力的出口，这就是中山温度。

自新冠疫情发生以来，中山医院党政领导班子一直高度重视疫情防治工作，在党委的倡议下，全体中山人坚守岗位，党员干部身先士卒，全院党员主动报名参加各项志愿服务，充分体现出中山精神和中山人的大爱情怀。只要党和国家需要，我们"召必应，应必战，战必胜"。建党百年华诞即将来临，中山人将一如既往在党旗引领下，不忘初心，砥砺奋进，传承中山精神，凝聚中山力量，展现中山担当！

一生择一事，初心照征程

上海交通大学医学院附属仁济医院　江基尧

作为一名颅脑创伤医生，我一直将个人前途与国家命运深融在一起，这是我入党的初心，也是我情愿奔赴的那条路。

1976 年我参军入伍，成了一名部队医院的卫生兵。当时主要做换药、打针这样的护理工作。这让我初识医学，也立下了从医的志向。很快，传来恢复高考的消息，1978 年，作为部队恢复高考后的第一批考生，我以优异成绩考上了第二军医大学，当时连队的党支部书记送我上大学时对我说："要做一个好医生、合格的医生，不做糊涂医生。"这句话，我记了一辈子。

每个人的人生都有无数个岔路口，作为部队恢复高考后的第一批考生，我一直自认为身负特殊使命。"肩负起历史赋予的责任，学有所用为中国人健康服务"，这是我的入党初心。1982 年，我在大学四年级时光荣加入中国共产党。在之后近 40 年的党员生涯中，遇到每一个人生岔路口我都告诫自己要不忘初心。1989年初，我被选拔赴美攻读中美联合培养博士，学成后按期回国，放弃留美机会。

学习过程中，我了解到全世界导致青少年死亡的第一因素就是颅脑损伤，之后就立志研究方向始终围绕脑外伤领域中的重点和难点。

人民至上，患者生命重于一切。从业至今，我成功救治 4000 多例各种类型危重颅脑外伤患者。印象深刻的是 20 多年前救治的一个男孩。他是一起凶杀案的幸存者，脑部被凶手用钢管重击，造成开放性脑外伤。送到医院时他已经没有血压，心跳也快要消失，我为他做了紧急抢救手术稳定病情，但很快他又发生了应激性消化道溃疡大出血，失血性休克。经胃大部切除手术的紧急处理，病情第二次转危为安。因为脑部的伤口是开放性的，他再次颅脑感染形成巨大脑脓肿和感染性休克，在进行开颅引流时，脓液过多把常规引流管都堵住了。我采取了在当时看来超常规的引流方式，把平时用于腹部的引流管插到男孩的颅腔连续冲洗抗生素，经历这样三次严重休克导致生命垂危的有效抢救，这个男孩缓过来了，如今已结婚生子。

我和团队持续推行严重颅脑创伤病人的规范化、个体化治疗，于全球首次提出中国标准外伤大骨瓣技术、长时程亚低温技术等，显著提高重型颅脑创伤病人救治成功率；2019年以来，以唯一通讯作者在《柳叶刀神经病学》和柳叶刀子刊《临床医学》发表6篇论文，其中两篇为封面论文；相关研究成果列入美国《重型颅脑创伤救治指南》向全球推荐……我也有幸作为中国人第一次当选国际神经创伤协会主席（第十任），显示了中国在全球颅脑创伤领域的学术地位。

初心照征程，40年前入党时我坚定从医信念，一步步朝着目标前进。如今，每当我的学生踏上从医之路时，我就把当年的话送给他们，嘱咐做一个好医生、好老师、好科研工作者，要将时代的难题与个人的选择相结合，为党工作，为国服务，一生择一事。

一位年轻老党员的援藏心声

上海交通大学医学院附属瑞金医院　乐飞

"广博慈爱、追求卓越"，瑞金医院自 20 世纪 60 年代初，就持续派出医护人员到西藏、新疆、云南等边陲地区医疗扶贫。2019 年 7 月 14 日，我成为其中一员，作为瑞金医院派出的第一位三年期援藏干部登上东方航空 MU7283 航班。这是一次特别开设的航班，机上载着 99 位上海市第九批援藏干部人才，从浦江之滨飞抵海拔 4000 米的珠峰北麓。

日喀则的蓝天真美，大家很快意识到，这种"心动"的感觉其实是缺氧所致。正常人需要维持在 95% 以上的氧饱和度，而我在一下飞机后氧饱和度就迅速跌到 65%，导致心率迅速破百。这要是在临床，估计要被插管了！迎接我们的还有低气压、低气温和极度的干燥，高原反应的症状接踵而来。幸好作为临床医生，我们可以自我诊断、自我处方，"老西藏精神"一直激励着我们，"缺氧不缺精神、艰苦不怕吃苦、海拔高境界更高"。

作为上海市"组团式"医疗援藏工作队副领队，我担任日喀则市人民医院副院长一职，迅速投入到为期 3 年的对口支援工作中。与本地同道并肩努力，背靠上海大本营，我们迎来了首个便捷就医 O2O（online to offline）信息化服务系统，首个云 PACS、云 EKG 远程诊断系统，首篇日喀则市人民医院作为第一作者单位的 SCI 论文……这些工作之外，最触动我的还是一段"上海安吉拉"与"日喀则哦啰"的故事。

藏语"安吉"是医生的意思，藏族同胞会习惯性地加上一个敬语"拉"，所以在日喀则的医生们有一个很好听的名字"安吉拉"。正是这个特别的称呼，让我们深感责任重大。

旦增卓玛是第一个奶声奶气称呼我"安吉拉"的小朋友，虽然我不是儿科医生，但因为一场跨越山海的沪藏爱心接力，我与这个小朋友结了缘。进藏第六天，还没完全摆脱"高反"的我和赵坚医生跟着援藏联络组领导来到3岁的小卓玛家，评估她的先天性心脏病病情。赵医生为她制定了微创介入治疗方案。令我们痛心的是，不久，赵医生因突发疾病殉职，未能亲自完成这台手术。身为队友的我，那一刻，更感肩上责任之重，必须接过他未尽的工作。

在上海市慈善基金会的帮助下，我们为小卓玛筹得了赴沪治疗的善款。护送她来上海的任务交到我的手里。抵达上海第一晚，我没有回家，就住在卓玛一家落脚酒店的隔壁房间，生怕他们有什么需要翻译和帮助的地方。那晚，就在14公里外，是我十分想念的刚上一年级的儿子，尽管这段路打车只要20分钟……

手术很顺利，小卓玛如今已经是一个完全健康的幼儿园中班学生了。为了把这样的工作延续下去，我们用卓玛的名字启动了"卓玛梅朵"儿童先心病专项救治行动。在此基础上，和上海医疗队的队友们系统梳理了严重威胁日喀则地区妇儿健康的疾病谱后，针对5大类疾病谱系开展专项救治行动，并以5种高原花朵命名，合称"五朵金花"。迄今为止，"五朵金花"已累计筹措善款约400万元，帮助72位患儿重获健康。作为援藏"安吉"，我们看到的不仅是72位患儿康复，更是72户脱贫摘帽的家庭成功避免因病致贫、因病返贫。

援藏前，有人说上海和西藏是自然环境和人文环境迥然不同的"两重天地"，对我来说，这段特殊经历弥足珍贵。在这里，我真正懂得了中国共产党"为中国人民谋幸福，为中华民族谋复兴"的赤诚初心。

急诊科，在磨练中成长

上海交通大学医学院附属新华医院崇明分院　陈庆青

物转星移，岁月迁流，历史总能见证震撼人间的伟大奇迹。百年巨变，体现在方方面面，各行各业。新华医院崇明分院的急诊科就是在这期间组建和发展起来的：从无到有，从几间房到一幢楼，从几张留观床到拥有急诊病区、留观病房、急诊重症监护室……有着 30 多年党龄的我，见证了科室从摇篮里起步，在磨练中成长的过程。如今的急诊科，已经不再是危重患者的中转站，而是能够成功抢救急、危、重症患者的坚强团结的战斗堡垒！

曾几何时，在远离上海大都市的远郊崇明，交通不便的独特地理位置让看病成了一大难题。对于其他疾病来说，距离不是问题，但急病不能等。急诊急救水平直接关系到医院的医疗水平和崇明百姓的生命健康。我们的急诊科成立于 1988 年 7 月，由石琴章同志担任科主任，这是一个从无到有的突破。当时虽也有急诊室，设内、外、儿、骨科等，但都分属于各科管理，属于急诊科编制的，只有石主任单枪匹马一位医师和几个护士。由于质控要求综合性医院必须设立急诊科，且要有固定的医师，担负急救与危重病救治的重任，这一艰巨任务就自然落到了石主任这位老党员的身上。

一名党员就是一面旗帜。他牵头组建了由 3 位外科医师和 7 位内科医师组成的急诊科医师团队，开设了 16 张床位的观察病房。学生时期入党的我，刚到医院就加入了这个团队。虽然条件艰苦，但在主任的带领下有了固定医师的急诊科开始运行起来了。

人有了，接下来要面对的问题也不少。由于没有急救设备，没有像样的急诊手术室，有的外科医师的特长无处发挥便陆续离开。一些内科医师也因为条件艰苦，选择了其他科室。为了让科室正常运转，党员医师们带头坚守阵地。虽然期间有过几次濒临解散的危境，但我们挺了过来。医师队伍稳定下来后，急诊科队伍开始参与内科急诊值班，并担负起观察室的日常医疗工作。

很多人"看不上"观察室的工作，觉得病人在观察室住的时间短，轻的3天左右回家，确诊或病情加重就会转入病房。但石主任常说，作为一个急诊科医师，最大的本领在于能应急，而且思路一定要广，"别人想到的你想到了，并不稀奇。别人没有想到的你想到了，这才是水平。不要小看观察室，它是一个磨练人的地方。"

确实，对每个留观病人，急诊科的医师们都认真仔细地观察病情。在那个不论白天还是黑夜，都必须开着灯才能看得见的阴暗的"黑三角"和那几间冬天寒冷夏天闷热的旧房屋里，我们发现了崇明第一例霍乱病人、晕厥的心肌梗死病人、上吐下泻以胃肠炎留观的宫外孕病人……正因为科室成员的细致观察，为专科成功救治患者赢得了宝贵的时间。

多年来，急诊科就是这样一步一个脚印地向前迈进着，一次一个经验地积累着，没有惊天动地的业绩，有的只是默默无闻的工作和奉献。

一个科室要发展，人才培养是关键。2003年，急诊科发生了质的变化，进驻急诊大楼，实行"急诊 - 急诊病区 - 急诊重症监护室"一体化管理。急诊重症监护室的启用，为培养的人才提供了展示急救水平的舞台。

急诊科的发展与医院的发展是休戚相关的。新华医院来院管理后，为医院增添了新的活力。三级医院的评审成功、崇明区域医联体的实施推进、大量医学人才的引进、住院医师规培基地的获批等等，急诊科在医、教、研各方面随着医院的发展也逐步走上了新的台阶，在建设世界级生态岛过程中，为医院更加美好的未来贡献着自己的一份力量。

追随党的脚步，全心全意为人民服务

中国福利会国际和平妇幼保健院　王文瑞 口述　沙漠洲 王坚伟 翁义婧 整理

王文瑞是中国福利会国际和平妇幼保健院第一任党支部书记，在保健院大家都亲切地称她为老王。1957 年，她被组织上调到这里来工作，一干就是 27 年。

王文瑞老师总是脸含微笑，给人一种莫名的亲切。初次见到王文瑞的人一定会留意到她右脸毁容，右眼失去了视力，这是战场上的旧伤。1947 年，王文瑞任华东野战军九兵团后勤部机要组代组长。孟良崮战役胜利后，敌人军队向山东胶东地区进攻，妄想把我军逼向海边消灭掉，我军在转移的路上，在山东莱阳县大沙河，遇到敌机狂轰滥炸，她就是在那时负得重伤。

"王老师，您不到 20 岁容貌就被战争毁了，失去了一只眼睛的视力，你曾经后悔过吗？"我不禁问道。

"我从未后悔过，从我参加革命那天起，我就把一生交付给了党，交付给了人民！"王文瑞坚定地说道。

提及保健院的起步发展，王文瑞记忆犹新。"我来到保健院后，主要从事医院的党务工作。首先抓学习，带领大家学习党的理论方针、政策，特别是抓好班子和党员，由班子成员带动党员，党员带动群众，坚持预防为主、全心全意为人民服务、救死扶伤、发扬中西医结合，使党和国家的卫生工作四大方针落到实处。"

王文瑞首创了孕产妇服务一贯制：在院内，积极做好预防宣传工作；在院外，积极做好妇科疾病的普查。下里弄、下工厂、到农村……开展妇科疾病普查工作，是当时上海优先开展这项工作的领头羊。每当遇到需要抢救的危重病员时，医务人员都会同心协力、积极集中配合抢救，产妇和新生儿的死亡率也随之降低，几年内没有发生产妇死亡。此外，在医院里凡是病人需要的，对产妇有利的，大家都能齐头并进，当时保健院首先实行了产妇病员食堂制。

说到老搭档张佩珠院长，王文瑞脸上也流露了敬佩与思念之情。"当时的保健院，她是院长，我是书记，我们一起搭档合作了20多年。张佩珠是世界卫生组织妇幼专家组成员，每次外出开会，她都省吃俭用，将节省下来的津贴用于购买医疗仪器、国外先进的医疗书籍等，还积极为在院医生提供增长见识的机会。"王文瑞说，以医院为家，如果遇到病员抢救、血库用血告急时，张佩珠院长总会带头献血，许多医护人员积极响应。献完血，大家继续回到自己的岗位上恪尽职守地工作。"虽然张佩珠院长已经去世20十余年，但她对于医疗事业的奉献精神依旧感染着许多保健院人。"

保健院是宋庆龄先生一手建立的妇幼专科医院。访谈最后，王文瑞说，"正是宋庆龄先生对于妇幼保健事业的关爱，激励着我们每一代保健院人不断奋斗与努力，为上海的卫生健康事业做出自己的贡献。"

百年颜氏 医心向党

上海市第十人民医院 颜琼枝

一个中医世家，与新中国、共产党同生长、共命运，成为海派中医一大门派，这就是闻名沪上的颜氏内科。

颜氏内科流派起源于江苏孟河医派，流派自创派至今已传承发展逾百年。我是颜氏内科第四代嫡系传人，也是一名才入党一年的新党员。在迎接中国共产党成立百年之际，回望家族经历的百年历程，更是深深感受到，中医药事业的发展离不开党的领导。

颜氏内科创始人，我的太公颜亦鲁先生行医时代正好是20世纪30年代以后。他不仅精于医术，挽回无数患者的生命，更重医德，他留下的"非凭药物图名利，但愿人身悉健康"成为日后颜氏内科的门规。

我的爷爷，是颜氏内科集大成者，国医大师颜德馨教授。他的一生更是见证了新中国的发展史。为中华民族复兴奔走，为中医药振兴呐喊，成为他一生的追求。他行医初期，正值新中国刚刚成立，中医事业如枯木逢春。初入医林的他，放弃自设诊所的高额收入，受聘于上海铁路局中心医院。基于临床疗效，他总结提炼出"颜氏血瘀证诊断法"。在此基础上，他提出了"久病必有瘀，怪病必有瘀"的辨证观点及以调气活血为主的"衡法"治则，经过数十年的临床实践，2001年他作为学术带头人组建上海市中医心脑血管病临床医学中心，为万千患者提供了临床治疗。

2003年，非典流行期间，他更是以84岁高龄勇挑重担，奔走第一线，担任上海市中医防治专家组顾问、市中医治疗指导组组长，参加病人远程会诊，对进驻市传染病医院非典病房的中医师开展指导，还会同广东省中医院同仁治疗病患，为中医中药治疗急性热病留下了宝贵经验。

在颜乾麟、颜新、颜乾珍等第三代传人的传承和努力下，颜氏内科逐步形成了用药和缓、强调辨证、注重脾胃、善运脾气、推崇气血的主要观点；同时，还在中医治疗高血脂症、冠状动脉介入术后再狭窄、心律失常、慢性心功能不全等方面取得临床突破。

2020年初，新冠肺炎疫情席卷而来，我所在的中医党支部积极响应医院党委号召，成立了防冠工作组，迅速拟定了中药"预防方"，制成煎剂，提供给医院发热门诊、急诊科及发热隔离病区医护及相关工作人员服用，先后服务六千余人次，为增强重点人员抵抗力，守好沪北健康防线贡献了源自民族优秀文化传统的智慧和力量。

同时，在伯父的指导下，中医支部根据国家卫健委及上海市卫健委发布的重要指南，结合颜氏内科诊治急性热病的经验，拟定我院新型冠状病毒感染肺炎的中医诊疗方案，当时还是一名中共预备党员的我与支部青年医生一起与急诊联合会诊，对相关病例开展中西医结合治疗，收到一定疗效。

党的十九届五中全会提出，"十四五"规划制定要"把保障人民健康放在优先发展的战略位置，大力发展中医药事业"。中医药事业进入新的历史发展时期。时常聆听长辈们叙述着以前的奋斗史，我愈发能够感受到在党的领导下，中医药已经站在了新的历史高度，我们更要紧抓新的发展机遇，迎接新的发展挑战，秉承前辈"振兴中医，为人民健康事业奋斗"的初心，担负起新的历史使命！

不忘初心 勇往直前

上海市公共卫生临床中心　封顺

　　"外面虽然在下大雨，但是社区党支部要开会，我们这些老党员还是要去的！"今天的上海大雨倾盆，我耄耋之年的爷爷奶奶却执意要冒雨出门参加社区的党支部会议。对于党支部的组织活动，我家这两位50多年党龄的老党员向来风雨无阻、从不缺席。

　　我的爷爷奶奶曾经都是上海市第六人民医院的医生，爷爷毕业于上海市第二医学院（现上海交通大学医学院），奶奶毕业于上海第一医学院（现复旦大学医学院）。20世纪60年代，两人作为共产党员积极相应国家号召，服从组织安排，作为优秀青年医生投身国家志愿内地的建设工作。从此他们带着我年幼的爸爸和姑姑，80多岁的老姥太、舅公举家从上海迁往安徽，支援皖北地区的医疗建设工作。皖北地区有着丰富的地下煤炭资源，需要开矿打井才能开采，当年的皖北地区经济技术极为落后，矿井事故频发，很多人冒着生命危险，把煤炭开采作为唯一收入来源，经常有大规模的人员伤亡事件。爷爷奶奶到了当地，发挥自身医学技术优势，协助当地矿工医院开荒扩土，组建起骨科、烧伤科、急救科、肺科、职业病科等相关救治科室，极大地降低了受伤矿工的伤残率、病死率，也挽救了无数个家庭。在日常紧张忙碌的救治工作之余，两人还积极开展教学工作，把自身的学识和经验传授给当地的年轻医生，我的爷爷奶奶也在一次次救治中、手术中积累经验，1970年爷爷成功完成安徽省第一例断肢再植手术，成为安徽省断肢再植第一人。他们在自己的工作岗位上，像蜡烛一样，源源不断燃烧了50多年，当初小小的矿工医院也发展成了一家三级甲等医院。两位老人退休之后依然坚持为当地的医疗工作发挥自己的余热。如今，他们已经回到了家乡上海，虽然家里小辈一直劝导他们休息，但一听到社区党支部组织义诊活动，他们依然主动报名参加。他们常说，哪怕是帮人量量血压，听听心率，多少也是作为党员为自己的家乡做了点贡献。

当年的皖北，一眼望去，满目荒野，没有马路，没有楼房，没有灯光，到处是光着屁股跑的小孩。冬天大雪封路，晚上去上夜班的路上一不小心就会摔到田边的沟壑里；居住的平房窗户漏风，没有门锁，时常有乞丐破门而入来乞讨；只有一家商店，没有奶粉卖，只能去农民家买些羊奶给年幼的爸爸姑姑补充营养。我的爷爷在上海曾经家有百亩良田，我的奶奶年轻时也是穿皮鞋吃蛋糕的时髦女性，但是他们抛去自己曾经的身份，只知道自己是一名光荣的共产党员，共产党员面对困难无所畏惧，不怕吃苦不怕磨难。面对巨大的落差，他们用坚定的信念，克服了生活工作中的种种不习惯、不适应；面对艰巨的工作挑战，他们用强大的毅力，主动挑起大梁，将自己磨砺成良药，救济一方百姓。作为白衣战士，他们恪守自己的职业精神，平等仁爱、精益求精；作为共产党员，他们坚守党的信念，践行党的宗旨，有困难主动上，不退缩不畏惧。

现在，我也进入了上海市医疗系统，我于2019年研究生毕业之后加入上海市公共卫生临床中心（以下简称"公卫中心"），做宣传工作。加入公卫中心之前，我就对这座在多次传染病防控中发挥重要作用的上海堡垒充满了好奇和敬佩。进入公卫中心详细了解历史之后更是对自己能成为其中的一员而骄傲。没想到的是，在我工作的第一年便直面新冠。公卫中心是上海收治成人新冠患者的唯一定点医院，是守护上海城市安全的堡垒。作为堡垒中的一员，我也从开始的慌张到对充满信心，我相信科学，相信医学，相信人类可以战胜病魔，更相信强大的中国共产党！疫情来了，我的医护同道们冲锋在前，我们行政后勤人员必须要在后方为他们做好保障和支持。疫情刚刚爆发时，大众恐慌，科普工作势在必得，我和医务科、护理部的老师积极合作，推出了一系列防疫图文、视频科普；看着自己的医护同仁在应急病房里不惧生死冲锋在前的画面，我有要把他们的这种精神传递出去的自觉，一篇篇应急病房内的先进事迹报告，一段段抗疫视频，无论多晚，我也把它们发出去，让大众看到他们在病房里忙碌的身影。剪辑视频很累，校稿很繁琐，但是想想我的同事们此时此刻穿着厚厚的防护服还在应急病房里，我就觉得我的累不算什么，有人冲在前面为我挡住了危险！2020年我也提交了入党申请书，现在已经是一名积极分子，积极向党组织靠拢。

奶奶经常跟我说，他们年轻的时候都是"闯"出来的，靠着一腔热血，靠着一身傲骨，靠着心中坚定的为共产主义事业奋斗终身的信念。奋斗之路永不停歇，现在接力棒已经交到我的手上，我势必会带着传承的共产主义精神，不忘初心，奋勇向前！

我与市一眼科共成长

上海市第一人民医院　张皙

"选择了这个职业，就要做好奉献终生的准备"

我出身医学世家，学生时代，父亲张友梅便已是上海市第一人民医院放射科的创始人及学科带头人，耳濡目染，让我很早就准备要做一名医生。大学毕业后，经统一分配来到了第一人民医院，进了眼科。有幸成为中国眼科医学界泰斗"东方一只眼"赵东生的弟子。今年是共产党诞辰 100 周年，回忆我的这辈子，我成长在红旗下，伴随着眼科的成长，我的学习和工作，我的成功都是在党的培养教育下取得的。

父亲是个对任何事情都非常顶真的人，平日里话不多，但他总是默默关注着女儿的成长。父亲最爱听我讲患者的故事，和我有关的所有报刊杂志文字，都会认真剪下来贴在本子上，反复翻看。这深深影响着我。培养了我的思维和习惯，使我在看病时非常认真，绝不放过蛛丝马迹，每一个手术前都不断完善方案，手术动作规范到位。高标准，让病人满意，自己满意。

为了当医生，我放弃了所有原来的业余爱好。放弃了弹琴、运动、看电影、看小说等等，取而代之的是专业书籍和手术视频。我常对科里的医护人员说："如果你选择了医生这个职业，就要做好为医学奉献终生的准备，你的心中要始终装着患者。"

改革开放带来了生机，带来了医疗的飞跃

我 1964 年毕业于上海第二医学院，分来眼科是第十三位医生，由于文化大

革命，没有新医生分配进来，就做了很久这个 13。住院医生做了 14 年，基本工资拿了 14 年。直到改革开放，才升了职称，涨了工资。因为很久没有更多的医生，长时期，当医干，忙病房，忙门诊，哪里缺人我就赶到哪里，每周两三次 24 小时值班，出夜班没有休息，手术做了不少，但是没有什么先进器材，没有什么先进技术，一直在老的技术上"打基础"。改革开放后，国外先进医疗器材逐步购入，新药物和先进医疗技术不断引进，国内外的交流也多了。这大大提高了眼科检查的深入，观点精细度。更可喜的是，因为治疗上的突飞猛进，我们的视网膜脱离的治疗方式，方法得以极大改进，成功率大大提高，过去许多不能治疗的眼病，也变得可以治疗。随着器材的更精细化，技巧的微创化，除了解剖复位，还能达到视力功能的恢复，提高。除了医生满意，还达到了病人要求。

20 年心血，研发 C_3F_8 气体小包装

改革开发以后，玻璃体视网膜手术得到飞速发展，但是很多配套技术却跟不上。例如手术把玻璃体切除之后，用什么去填充眼睛里的空缺部分？当时国内外都是用空气或硅油，但是空气作为封闭裂孔和展开视网膜的填压气体，时间短，压力不足，通过电凝、冷凝长疤要两个星期，空气在一个星期就被吸收了，疤没长好，视网膜容易再次脱离，并不是最佳选择。用于术后填充的气体必须没有毒性，同时不易被人体吸收，最好还有一定的膨胀性，这样才有足够力量顶压视网膜，让术后的裂孔有足够的时间愈合。寻找一种气体，可以达到比空气更好的填充效果，成了当时全世界眼科医生都迫切希望解决的难题。

在国外学习时，一个偶然的机会，我在一家化工厂里发现了 C_3F_8 气体，学名全氟丙烷，在常温下无毒，无色，透明，由于它在自然环境下吸收氮气，体积会膨大，不仅能给视网膜足够的顶压力量而且被吸收的速度很慢。直觉告诉我，这就是自己一直在寻找的、比空气更适合用于填充的气体。

回国之后，我一直对 C_3F_8 气体念念不忘。1990 年，我和第一人民医院眼科的其他 5 名医生一起，拿着两万元经费，成立了 C_3F_8 课题小组，和中科院上海有机所共同开始了"C3F8 气体视网膜脱离手术的临床应用研究"。我们从零开始，研究了 C_3F_8 的物理性能，动物实验和临床应用。

在课题小组的努力下，中国的 C_3F_8 气体在 1992 年终于被成功应用到眼科临床，并且把视网膜脱离治疗的成功率提高到 98.6%。这项研究成果，不仅在国内眼科学引起轰动，也获得了全球眼科学界的肯定。仅仅用两万元的经费，就创

造出如此高质量的临床研究成果，面对来自各方的高度评价，我们没有沾沾自喜，更没有因此而停下前进的脚步， C_3F_8 气体和需要使用它的患者之间，仍然有一道没有跨过去的坎。

当时 C_3F_8 都是装在大钢瓶里，运输和消毒都困难，手术上存在隐患，为了普及这项技术，我们决定研究气体小包装。要把气体从钢瓶储存转变为独立的小包装，不是简单的事情。以前只有包装液体、固体，没有见过包装气体。加上 C_3F_8 气体独特的物理特性，要想把它装入一个个独立密封的小包装里，不漏气，浓度不降低，同时又要达到临床使用的无菌全过程，又要方便，这个难度绝对不低。小包装研发十分艰苦，我们找了很多不同材料，最后经过比较，选择了输血袋的包装材料，有安全、便于消毒、便于携带的优点。2000 年，小包装获得发明专利号（ZL 95 1 11701.7），并在次年获得上海市优秀发明一等奖。2007 年 2 月，我们为患者所做的努力终于成为现实， C_3F_8 气体小包装专利转让并获得产品注册号，开始作为流通商品使用。全国除少数几个省以外，均已采用 C_3F_8 来治疗视网膜脱离，一直到现在，也没有能够代替的其他小包装方法。就是这样一个看似简单的包装，却倾注了我们 20 多年的心血。因而 2010 年获得了"视网膜脱离诊治的推广应用"上海市医学科技奖推广应用一等奖。我常说要不是在中国共产党的领导，没有改革开放，我们的医疗水平只能停留在 20 世纪六七十年代，到不了今天。

"对病人而言，机会只有一次"

我常说"要记住，许多情况下，对病人而言，机会只有一次。"作为一名医生，理应认真做好每一次手术。我坦言最讨厌医生在手术台上说些与病人无关的话，即使刀开得很成功，病人还会存疑心，应该时刻关心着病人，讲些让病人听着安心的话，病人知道医生在专心开刀，心情就放松了。

医生对待病人，不能仅停留在看病治病上，要像对待朋友一样去对待你的病人，像关怀家人一般去关怀他们的病情，用微笑化解恐惧，用关怀拉近距离，用高超的医术送去光明。"我的病人不少是从小看起的。有些由于遗传的关系，家庭成员先后在我这儿看病。"许多事情我都记不得，但是病人的事不会忘记。每次门诊时，"我认得，我记得你，你是我的病人"，一句话立即拉近了医患间的距离。病人来看病也不容易，每次都要让他们明明白白的离开医院回家，所以解说是非常关键的，给他们一点信心也是很重要的。

培养下一代，人才辈出

由于眼科手术的精细化程度极高，我除了手把手地带教下级医生，还大胆地放手让他们独立操作。为了保证病人可以接受最高水平的手术治疗，我逐步退出手术，65 岁完全退下。如果遇到病人慕名前来找我开刀，我也会根据病情，推荐最适合手术的医生。而正是这种"不恋栈"的做法，使得上海市第一人民医院眼科又涌现出许多人才。我退休后，眼科后继有人，近 20 年，眼科发展更多，更加先进、壮大。

现在我老了，体力差了，毛病多了，我不遗憾一生的辛劳。退休后，有时候还能参加社区、医院的活动。为社会做一点力所能及的事情，高兴了自己，也高兴了别人。

要像小时候"北京"帮助我家一样，报答我的祖国

上海交通大学医学院附属仁济医院　查琼芳

从小到大的记忆中，我们整个家庭的重担是由母亲一个人挑起的，她总是早出晚归地劳作。那时候，我们家每个月都能收到一张来自北京的汇票，一共45元，后来变成了75元。母亲一直告诉我们："没有这笔钱，就凭我一个人是根本不够供你们读书的。"所以我一直觉得，我和哥哥能读上书，都要感谢"北京"。"北京"是什么样的？应该像那首歌"我爱北京天安门，天安门上太阳升"唱的那样吧。很多年后，我才知道，这一笔笔汇款来自中央人民广播电台，那是我父亲原来的工作单位，我出生仅6个月时，他就因公去世了。

小时候，我们家隔壁有一户邻居，我管他们叫张伯和吕姨。张伯在法院工作，吕姨在厂里工作。他们两人都是共产党员，平时会帮助村里和厂里人解决各种困难，上到扶贫帮困，下到调解鸡毛蒜皮的纠纷，只要是他们力所能及的，都会出一份力。他们平时穿着朴素，待人温文有礼，村里人对他们十分尊敬。他们家时常有心存感恩的村民前来拜访，原本不大的房间便显得更拥挤了，但这间拥挤的房子却暖意融融、充满温情。

我是当时班级里第一个入团的，因为我也想去帮助别人，就像我的邻居一样，像小时候"北京"帮助我一样。

1993年，我考上了上海第二医科大学，也就是现在的上海交通大学医学院。我知道学医很辛苦，但是直至今天，我也从未后悔过。开学第一课，王一飞校长为我们进行了一场意义非凡的演讲，即使时光荏苒几十年，我依旧记忆犹新。王校长说："医学，是人的医学，必须以人为本。"也许那时的我并不确定医学是

否真的能成为我终身的"白月光"，但我相信并且愿意，在那以后尽己所能让更多的人最大程度减少病痛带来的折磨。

大二时，在同学的鼓舞、老师的帮助下，我慎重而满怀激动地递交了入党申请书。回想起母亲十几年来的艰辛，想起我和哥哥接过汇票时的喜悦，我想入党。我不仅想救死扶伤，我还想尽力来报答祖国。"未进党的门，先做党的人。"为了这个目标，我每天都在努力，兼顾学业成绩和各类党员活动。时光飞逝，在经过二级党校的学习和重重考察后，我成为一名预备党员。彼时，我也即将走进上海交通大学医学院附属仁济医院的大门。

一朝为医，即是一生赴救。一年后，我从预备党员转正。从递交入党申请书起，我就以一名正式党员的标准来要求自己，学习与工作毫不懈怠，并且尽力帮助每一位患者。当病人缺钱无法支付费用之时，即使素不相识，我也会自掏腰包相助。虽然会有很苦很累很委屈的时候，但病人的康复、家属的感谢，那些笑容和温暖让我觉得，一切都值得。

2018 年，我所带领的医疗队带着仁济医院领导的嘱托，带着使命和责任，来到云南省牟定县，开展为期半年的援滇医疗工作。这半年时间，我们始终牢记"突出重点、精准帮扶"的理念，主动融入牟定县人民医院发展大局，动真情、办实事、求实效，把上海三级医院先进的理念、丰富的临床知识、良好的技能传递给当地医院的医护人员，为增进沪滇两地友谊和合作发展贡献了自己的一份力量。

2020 年，新冠肺炎疫情来势汹汹。我看见一个个红色堡垒固若金汤，一面面党旗高高飘扬，无数人冲锋陷阵。作为党员，我觉得自己是时候做些什么了，于是，我报名随上海市第一批援鄂医疗队奔赴抗击疫情最前线——武汉市金银潭医院。我在重症病房坚守了 67 个日夜，与同事们争分夺秒地从死神手中夺回患者的生命，对每一个患者一视同仁，尽全力与死神作斗争，未曾放弃一丝生的希望。疫情当头，没有逃兵，只有被口罩勒到破皮的脸颊，被汗水浸到泛白的双手，手术室外席地而眠的身影。

在武汉的日子里，我还把自己的所见所闻记录了下来，用 67 篇日记汇成《查医生援鄂日记》。日记中，我记录了许多平凡的患者、队友、警察、社区工作人员、货车司机、公交司机、志愿者司机、快递员……重现一座城市从冰封与黑暗中逐渐苏醒痊愈的过程。我很庆幸，这本 10 万余字的日记已被翻译成多语种，向世界传递中国的抗疫经验。

"苟利国家生死以，岂因祸福避趋之。"我无悔学医，我也庆幸能够如此幸运地出生在这里，这个将人民利益放在首位，防治疫情如此之快、如此之好的国家。胸怀千秋伟业，恰是百年风华，中国共产党的百年历史即是一部为人民谋幸福的历史，我很幸运生活在党领导下繁荣昌盛的祖国、如今已强大地站在世界东方的祖国，并且能够不忘初心，从事着自己热爱的医学事业。

守护更多人的平安和健康

上海市疾病预防控制中心 任宏

今年是中国共产党建党 100 周年，也是"十四五"规划开局之年，我想和大家分享一个 2020 年驰援武汉抗疫的故事，一个疾控人眼中"医者仁心"和"大爱无疆"的故事。

"流调"，就是流行病学调查。如果说医护人员是抗疫一线的"白衣战士"，那么疾控人便是抗疫最前沿的"侦察兵"。历次重大突发公共卫生事件和应急处置的"阵地"上都会看到疾控人战斗的身影，他们扛起的武器就是现场流行病学，"让数据说话"——每一次流行病学专项调查，都是在挖掘患者感染的线索，追踪疾病传播的路径；每一次数据会商分析，都是在不断揭示枯燥数字背后潜在的信息，以此描绘出疾病"一传十、十传百"的模式特点，从而提供科学精准的研判结论和应对良策，让疫情防控工作不再"雾里看花"。

2020 年 1 月 25 日大年初一，我和另外两位同事作为公共卫生方面的专家搭乘当晚火车连夜赶赴江城。来到武汉的第二天，国家卫生健康委前线指挥部防控组成立疫情分析组，我们和国家疾控、兄弟省份疾控的专家一起，努力为疫情防控的科学决策提供全面技术支持。要做好这份工作，我们要让自己变成有"脚力"的侦查员、有"眼力"的观察员、有"笔力"的分析员、有"脑力"的研究员。为获得一手数据，我们走遍武汉市重要街区、大部分基层卫生机构，对湖北省医院每日发热门诊数据进行实地调研和信息收集，分析证实了无症状感染者的存在；我们撰写了专题报告、社区和医院多地区调查报告、重点场所防控指南等各种报告，供国家决策参考。收集信息，争分夺秒；研判建议，慎之又慎。我们清楚地知道，每一个数字背后都是热血生命，关乎百姓切身，牵动多少心弦。下面我要讲述的这个故事，一直牢牢刻在我的心中，不能忘怀。

2月13日对于许多人来说可能是普通的一天，而我却终生难忘。那个清冷的早晨，湖北省报告了13332例临床诊断病例。多数人只是惊愕于海量新增的病例数，有些人会为图表上这罕见的高峰而恐慌，而包括我在内的一些人却为此深感欣慰——我们知道，这13332个病例被纳入"确诊病例"，就意味着13332条生命已经得到了救治。而这之前，限于病例诊断标准以及核酸检测的瓶颈，武汉疫情防控压力剧增。就在第五版新冠诊疗方案出台前几天，网络上出现了一种声音"建议把CT结果作为临床诊断病例标准"。这种呼声由弱变强，引起了相当的关注。根据之前流行病学调查和疫情分析情况，我们对此也非常赞同并加入了支持队伍，竭力寻找支持的数据和案例，以有限的能力去积极争取。2月初，第五版新冠诊疗方案终于出台。我清晰地记得在文件中看到"湖北省临床诊断病例"字样时抑制不住的欣喜若狂。这是湖北重症区在特殊时期所采取的特殊手段，更是党和政府对生命的敬畏、对人民健康的守护；这也几乎是我们在武汉的全部意义。在武汉的67天里，这样的人和事还有很多。他们汇聚成一股势不可当的力量，推动了武汉的涅槃重生。

有人把驰援武汉的人称为"逆行者"。其实，疾控人的世界里从来没有"逆行"二字——我们只是顺应疾控人始终如一的初心使命，顺应疾控人扛在肩上的责任担当。这也是我们共产党员危机时刻应有的挺身而出与义无反顾。正如我国流行病学奠基人苏德隆曾为上海第一医学院卫生系80级学生留下的毕业赠言："为了人民的利益，甘愿献出自己的一切。"这是苏教授的追求，是公共卫生的追求，也是每一个疾控人的追求：尽己所能守护更多人的平安和健康。

任重致"远"，斗柄指"东"

——上海中医药大学附属曙光医院沈远东教授采访录

上海中医药大学附属曙光医院　张莎莎　朱文轶

引言：沈远东教授，1951 年生，是"生在新中国，长在红旗下"的第一代人，现任国际标准化组织中医药技术委员会（ISO/TC 249）主席，上海市中医药研究院中医药国际标准化研究所所长。他在全国率先提出了"建设研究型医院"的战略规划，在他领导下，ISO/TC 249 共发布了国际标准 45 项，实现了中医药国际标准零的突破，为中医药国际化战略做出了重大贡献，曾获"全国中医医院优秀院长""上海市标准化工作先进个人"等殊荣，入选过上海电视台建国 50 周年《共和国同龄人》节目，并于 2018 年入选上海电视台《医道》栏目改革开放40 周年上海卫生系统"十二位杰出贡献"访谈专题节目。

2021 年曙光医院行政一支部的支部大会上，沈远东教授在过他第 50 个政治生日时谈到了他的"初心"故事："我是 20 岁那年在部队入的党……在党组织的培养下，我从一名青年战士成长为一名中医学的教授和卫生管理干部。我们这一代人，生在新中国，长在红旗下，见证了在党的领导下，我们的祖国从站起来、富起来和强起来的历程。

十多年来，我又以中国中医界的代表担任 ISO/TC249 的主席，为实施国家的中医药国际化战略而努力，在国际平台上，放眼全球，我深感中国共产党的伟大，祖国的伟大。建党百年，我们实现了中华民族的复兴，没有共产党就没有新中国！"感人至深、振聋发聩。于是，我们有幸与沈教授展开一次深入的访谈与交流。下面是这次访谈的主要内容：

一、初识即不疑

我出生于 20 世纪 50 年代初，于 1968 年应征入伍。从军期间，于军医学校初涉医学，学习了较为完整的西医理论体系。退伍后，进入上海中医学院（上海中医药大学前身）学习。当时有幸跟从有"送子观音"之称的吴竺天老先生随诊，见到吴老先生门诊桌台面玻璃下贴满了治愈的不育症患者所寄来的可爱新生儿照片时，那种震撼直到现在仍深深感动着我。正像唐·志勤禅师诗云："三十年来寻剑客，几回落叶又抽枝。自从一见桃花后，直至如今更不疑。"

二、情怀助初心

21 世纪初，经济全球化如火如荼，国际竞争日趋激烈，中国在经历了改革开放 30 年后，引来了翻天覆地的变化。2005 年，我正任职上海中医药大学附属曙光医院院长，就在浦东新院区设立了"国际交流合作部"，意在打造国际性的现代化中医医院。同时，加快院内人才海外进修进程，积极推进中医药国际交流，紧锣密鼓布局中医药国际化。2006 年底，又争取到参与世界卫生组织国际疾病分类第十一次修订（WHO ICD11）的机会，推动传统医学加入 WHO ICD11 项目，为 ISO/TC 249 秘书处落户上海奠定基础。2009 年，国际标准化组织总部批准国际标准化组织中医药技术委员会成立（即 ISO/TC 249），并最终将秘书处设立在上海。机会都是留给有准备的人的，恰如老子《道德经》中所言"为而不争"、"夫唯不争，故天下莫能与之争"。

三、奋斗终突破

中医药一方面造福于全世界人民，如屠呦呦团队的"青蒿素"挽救了全世界几百万疟疾患者；另一方面由于中药农药残留量、中药炮制规范、中药毒性等缺乏统一国际标准而带来了负面影响。因此，中医药国际标准化势在必行。十多年来，ISO/TC 249 吸纳了 40 个成员体，已发布了 60 余个中医药国际标准，成绩举世瞩目。然而标准化并非大家想的这么简单。每个 ISO 制定的标准都有 7 个步骤，每个步骤都需要 ISO/TC 249 全体会议投票决定后才能进入下一个步骤，因此，一个标准制定周期为三四年是较为常见的。作为首个发布的 ISO/TC 249 标准，华佗牌针灸针每年出口量都以 30% 的惊人比例增加。许多中医药基础理论和中医药名词术语翻译的标准制定，看似没有直接的价值，但其影

响意义是深远的。正所谓"十年磨一剑，霜刃未曾试。今日把示君，谁有不平事。"（唐·贾岛《剑客》）

访谈最后，我们由衷地觉得，正如沈教授的名字所彰显的：任重致"远"，戮力前行，斗柄指"东"，天下皆春。在不久的将来，中医药在国际舞台也定能迎来曙光，迎来春天。

助力脱贫攻坚 聚焦乡村振兴

上海市同仁医院　蒋利

我已经记不清这是第几次来云南了，不是因为多彩的云南吸引我来旅游，而是云南尤其是贫困山区的患者牵动着我的心。

十年前，我作为上海市长宁区医疗专家队队长来到丽江市人民医院，工作了3个月。自那以后几乎每年我都会来到云南红河州，带队开展专家义诊、主持交流管理会议、和同行一起慰问医疗队。

角色不同，使命不移，心系云南，让爱远行。

贫困地区实现"两不愁三保障"彻底摘掉贫困帽子，其中医疗帮扶非常重要。为云南人民送健康，助力脱贫攻坚，这是一个医务工作者、一名共产党员应尽的责任。也让我有幸在上海长宁和云南对口援助的26年里成为了一名参与者和见证者。

自1996年起，上海市长宁区与云南省红河州开始了长达26年的结对帮扶。上海市同仁医院作为一家拥有155年历史、长宁区最大的三级综合性医院和上海交通大学医学院附属医院，秉承"同心同德仁怀仁术"院训，坚持公立医院公益性，积极参与每一批援滇医疗队的工作，我也从一名医疗队队长走到今天的管理岗位，迎来送往将我们的管理骨干、业务能手、各科专家们送到云南，和云南人民一起为摆脱落后、走向进步、摆脱封闭，走向开放而不懈努力。

在这一支支援滇扶贫队伍里有参与中组部、团中央的博士服务团支援云南卫生事业发展的专家型管理干部、有从各科室选派和主动请缨的医疗护理骨干、有放下怀孕妻子和家中老人的党员干部、有放下即将中考高考的年轻爸爸和妈妈……36名管理干部、业务骨干纷纷奔赴云南省红河州的绿春、金平、阜外、红河、丽江市进行医疗援助。同时作为长宁区唯一一家三级综合性医院、区域诊疗中心，我们也积极承担着贫困地区传帮带的责任，接受了 51 名云南同行到我院进修学习。

为了响应习近平总书记关于决战决胜脱贫攻坚号召，2020 年 7 月我院开始托管金平县人民医院，"上海市同仁医院云南金平分院"正式挂牌，至此，我们在助力脱贫攻坚的路上又迈出了扎实的一步。医院在医院管理、学科建设、人才培养、医疗技术等方面对金平县人民医院进行全方位的帮扶工作，结合当地百姓群众急需解决的就医难题，我们从心脑血管疾病、消化道疾病、皮肤病等三个当地多发疾病的学科着手，从医院管理、业务带教、手术示范、规范诊疗等方面开展工作，开创了云南省医疗对口帮扶先例。

帮扶至今，金平县人民医院的医疗管理、学科规划、疾病诊疗迅速提升；胸痛中心建设顺利完成并通过省级验收；启动心衰中心、房颤中心前期建设；开展了金平县首例腹腔镜下经肛门全直肠切除术、首例心脏永久起搏器植入术等 7 项新技术。完成了各类教学示范手术 50 例次；完善了"危重孕产妇、新生儿救治绿色通道"，规范金平县县内"120"医疗急救的转运流程。通过扶贫助医，让金平人民逐步享受到大上海市民同质化的医疗服务。2021 年 4 月 2 日，金平县勐腊镇一位 38 岁的男性病人，就餐时不慎将鸡骨头吞入，瞬间发生剧烈的胸痛，被紧急送至金平县人民医院，CT 扫描后，确诊是食道异物，这是需要紧急处理的急症，否则一旦造成食道穿孔，后果不堪设想。由我院派驻云南金平县人民医院担任内窥镜室主任的金云菲副主任医师为病人进行紧急内镜下食管异物取出术，仅仅用 2 分钟手术就获得了成功，取出了直径达 2.8 厘米的尖锐鸡骨头，避免了严重后果的发生。这仅是上海市同仁医院对口帮扶工作一朵小小的浪花……仅托管后的 2020 年下半年，在援助专家团队带领下，金平县人民医院克服疫情影响，代表医疗水平的手术人次逆势增长了 16.8%，为实现大病不出县迈出扎实的一步。

在脱贫攻坚取得伟大胜利之时，上海市同仁医院带着"人民至上、生命至上"与致力于脱贫攻坚的情怀，竭尽所能为当地培养一批高质量医院管理人才和技术专家，突出"组团式帮扶、精准式培训、沉浸式学习"三大抓手，依托我院拥有的 6 个上海市重点专科，为云南金平培养一批优秀医务人员，留下一支技术过硬的"永不走的医疗队"，提升上海市同仁医院云南金平分院的医疗能级，实现当地省级重点专科零突破，切实保障边疆人民的医疗健康，为实施健康中国战略不懈努力!

　　我们用实际行动诠释一名共产党员的初心使命、用实际行动传承"同心同德，仁怀仁术"的医院精神、用实际行动证明，任由时光不经意的流转，不变的使命和责任，将指引我们不断奋勇向前。

守抗日报国初心 担医院发展使命

上海市同仁医院　张允

杨老今年98岁高龄。我们见到他时，他正端坐在自己房间靠窗的一把藤椅上，手拿几张报纸，认真地翻阅着。房间的陈设十分简单，一张老式书桌，搭配两把陈旧的扶手椅，一张单人铁架床，旁边立着一组五斗橱。如此朴素的陈设让我有些意外，却又感觉十分和谐与踏实。

1923年，杨老出生在山东博山县的一个贫农家庭，生活十分穷苦，用他的话说"一年到头过着粗糠野菜的贫困生活，记事起每年春都得向地主借粮。"即便如此，杨老的父亲仍通过给地主做长工，筹得学费，供他读书，希望通过知识改变未来的生活。谁知屋漏偏逢连阴雨，1939年杨老的父亲在做工时发生事故，丧失劳动力，16岁的杨老不得不辍学在家务农。此时正值日本大举侵略中国，杨老亲眼目睹日本侵略者的暴行，义愤填膺。受当时抗日救亡运动浪潮的影响，1942年1月，杨老加入了八路军益都独立营，成为一名革命战士。1944年11月，他又如愿加入了中国共产党。入党以后，杨老更加积极地投身革命工作，在部队中先后做过战士、护士、卫生员、司药、调剂员、医保干事、军药干事等工作，不论干什么，他都投入百倍热情，边学边干，从不懈怠。他出色的工作多次得到党组织的表彰，先后荣立二等功1次，三等功3次，四等功3次。解放后，杨老深感文化知识的重要，于1952年进入中国人民解放军第二医科大学药学系学习深造。经过四年多的学习，杨老的专业理论水平和实践工作经验得到充分结合，工作能力和管理水平都有了质的提升。1961年10月，他被任命为长宁区中心医院党总支书记，开启了为时22年的医院管理生涯。

在被问及党的领导在医院发展建设中发挥的作用时，杨老不假思索地说："决定性作用！"短短五个字饱含老人对党的信任和忠诚。他接着补充说道，"解放初期国内医疗卫生水平低下，条件艰苦，党制定的卫生政策都是实实在在地解决普通群众医疗卫生需求，党是真正全心全意为人民服务的。"

1965年，为进一步缓解农村缺医少药的局面，响应党中央"把医疗卫生工作的重点放到农村去"的号召。杨老院长带领长宁区中心医院广大医务工作者进工厂，下乡村，为工人和贫下中农送医送药。1965年11月，杨老作为医院第一批正式巡回医疗队的队长，带领医院40多名医疗骨干，赴松江县泗联、张泽、大坞、佘山等4个公社开展巡回医疗工作。"我们在农村主要开展防病治病工作，同时也为当地培养赤脚医生（后称为乡村医生）。"据杨老院长说，他们在农村和贫下中农同吃、同住、同劳动，生活虽然艰苦，但心中充满力量。历时半年的巡回医疗，杨老和他的医疗队员为4个公社诊治日本血吸虫病近1万例，为大队培养乡村医生150多名，培训生产队卫生员近600名。这样的巡回医疗服务一直持续到1980年。15年间，长宁区中心医院先后派出20多批次（包括外省）医疗队伍，足迹遍布嘉定、松江、金山、崇明等上海郊县乡村，用实际行动践行面向工农兵，全心全意为人民服务的宗旨。

从杨老断断续续的表述中，我们能深切体会到，在担任长宁区中心医院主要领导的20多年中，他最为得意的事情就是医院的第一次搬迁。"医院搬迁的想法最早是我提出来的，遵义路的新院址也是我选定的……"杨老眼里闪烁着兴奋的光芒，仿佛又回到那个意气风发的年代。"当时医院的院区比较分散，不便管理，医院规模也受限制，不能满足老百姓的需求，（医院）向西搬迁有发展空间。"

1977年12月，长宁区中心医院正式迁入遵义路111号，之后医院的发展很快步入快车道。床位数从340多张逐步增加到530多张，科室设置不断健全。但是，随着医院规模的扩大，人才问题变的愈发突出。"学习是拓展医院业务、提高医生技术水平的主要手段，"杨老沉默片刻，似乎在脑海中努力搜寻过往记忆，"1960年代，我们派张志慈到中山医院进修学习血液病，为后来血液科的发展奠定了基础。1970年代，医院响应党的号召，开设肿瘤病房。在当时极为艰难的条件下，我们克服重重困难，送郭孝达赴日本访问学习。郭孝达善于学习，敢于创新，回来以后带动了医院肿瘤科和内镜室的共同发展。"据统计，在医院搬迁后的短短5年间，为了适应医院的快速发展，先后有269名医技人员外出进修学习，他们后来也都成为了医院各条战线的中流砥柱。

在和杨老夫妇交流期间，我们有幸分享到"一份珍贵的记录"，"一本厚着的影集",让我触动最大不是那些泛黄的老照片,而是一张拍摄于两年前的新相片。据杨老介绍,那是 2019 年 7 月 1 日的时候,夫妇二人参观中共一大会址时的留影。照片中,二老肃立在鲜红的党旗之前,高举右手,脸上满是幸福的笑容,眼中闪烁着坚毅的光芒。看着照片,我的耳边仿佛回响起庄严的入党誓词"我志愿加入中国共产党,……"

建党百年 气象万千

上海市医疗急救中心 郑国明

今年，是中国共产党建党 100 周年的好年份，恰逢我所在的上海市医疗急救中心成立 70 周年。回望建党 100 年来，中国共产党由小变大，由弱变强，领导全国人民团结一心、努力奋斗，不惧挑战、开创未来。

我叫郑国明，是上海市医疗急救中心一名退休职工。出生于新中国，随着时代的变迁，在祖国这片大地上见证了城市的日新月异、单位的蒸蒸日上。

1971 年 10 月，我中学毕业，当时被分配到上海救护大队车间，当了一名板金工人，这工作一干便是整整 42 年，这也让我有幸目睹了单位的历史变迁。1978 年 12 月，党的十一届三中全会顺利召开，在改革开放政策的指引下，全国发生了翻天覆地的变化！

上海市医疗急救中心前身为救护大队，大部分的救护车是中华人民共和国成立之前美国人留下的道奇 T214 中卡救护车和后来从波兰进口的华沙救护车，也有国产跃进和天津牌救护车，颜色都为军绿色，车内只有一付担架，由俩人一前一后抬运，警报则需要担架员手伸到窗外去摇铜铃来寻找病人。全市十个区就八个分站，没有随车医生；通信设备落后，没有对讲机；一旦离开分站出车，途中也无法再调控车辆，周转率和使用率非常低。

当年的维修车间坐落于海宁路 68 号，车间承受着中心所有救护车辆的维修及保养，工作繁忙、劳动强度大，修理维护方式也相对原始。但秉承着对修理工作的热诚，车间技术工们发挥工匠精神，努力钻研。特别是承接上海牌二吨卡车打造救护车任务时，老前辈们发挥了至关重要的作用。无论是板金工、机修工、油漆工、金工、电工等，大家都有着过硬的技术。为加快维修车辆的进度，老师傅们利用休息时间，攻坚克难，小改小革不断创新，在前辈们的言传身教下，我们不断进取，成了单位不可或缺的力量。

我在车间板金组工作长达31年之久，板金是一门手艺活，从学徒到独当一面，经历许多酸甜苦辣。我一步一个脚印，虚心好学，苦干、巧干，终成为行业中的能手。

随后，因为工作需要，我被安排至分站担任急救驾驶员。虽然角色发生变化，但因为对车辆非常熟悉，依然能较快适应，并融入其中，想病人所想，急病人所急。印象颇为深刻的一次，是某个台风季节的夜班，下了一天一夜的暴雨，马路积水严重，此时我们的车离病家还有近一公里路，但车辆已无法继续前进。我带领车组人员，冒着暴雨，硬是把病人用担架一步一步抬出来。往事历历在目，有无数可歌可泣动人的故事，至今难以忘怀！

建党百年、变化万千。中心代代急救人，始终坚持着自己的信念，保持着无所畏惧、勇往直前、坚韧求索的精神，永远是时代的中流砥柱，绽放着烂漫的红色精神。每当听见国歌响起，胸膛里燃烧着对祖国的敬畏与热爱，深深为我们蓬勃发展的祖国而感到荣耀与自豪。

初心如磐的儿科医生楷模

上海交通大学医学院附属新华医院　施敏

上海交通大学医学院附属新华医院素有"中国儿科医生摇篮"的美誉。我在这家医院工作了整整 25 年，有幸认识了很多了不起的儿科医生，其中不少功成名就的儿科学大家。他们出于对儿科医学事业的热爱，虽然都已经耄耋之年，依然壮心不已，念念不忘为儿童"多做一点事，多发一份热。"我常常会被他们身上所闪耀的光芒所感动，究竟是怎样的力量和信念，让这些深受尊敬的儿科前辈的生命历程如此流光溢彩？

我所认识的应大明教授就是其中一位，每每回忆起与应老交往的点点滴滴，那个长久萦绕在脑海中的疑问，便渐渐有了的答案。

一

2015 年 6 月，已近 85 岁高龄白发苍苍的应大明教授，来到向往已久的革命圣地西柏坡，在鲜红的党旗下，郑重举起右手，耳畔重又响起 62 年前他入党时的铮铮誓言。

1951 年，应大明在震旦大学医学院读书，成绩出众，还是一个"随时准备为共产主义献身"的进步青年。这一年，他光荣地加入了中国共产党。多年以后回忆起入党往事，他记忆犹新。他决定把自己的力量汇聚到党员队伍的洪流中，"入党不只是一种身份的转变，更是一种心灵的净化，一种觉悟的提高，一种特殊的奉献，一种责任和一种使命"。

应大明深厚的家国情怀和对共产主义的坚定信仰，深受父亲的影响。父亲应云卫是我国著名电影艺术家、戏剧家，曾参与组织和领导上海戏剧协社，是中国早期的话剧活动家之一。抗战时期，父母在重庆参加革命，把应大明姐弟4人留在了上海。

"我是1931年出生的。1937年全面抗战爆发后，有一段时间，我和我二姐两人也打算去重庆和父母团聚的。日本人占领上海后，我们亲眼目睹了日本人的残暴行径。父亲正是用电影、戏剧作为抗战武器，唤起、激励和鼓舞着国人的抗战热情与决心。在最艰苦的岁月里，我们心头一直萦绕的是那句歌词，'中国不会亡，中国不会亡'！"应大明这样说。

"在最艰难的时期，最小的弟弟因贫病离世，这给我触动很大，我想把这样的患儿救活，这是我学医并且选择儿科的一个原因。""面对国家，每个人都有自己的使命，不要被名利所困——这是父亲给我们留下的最大财富。"

1954年，从上海第二医学院毕业的应大明来到广慈医院儿科工作。当时的广慈是上海第二医学院儿科系所在地，云集了高镜朗、佘亚雄、顾友梅、冯树模等大一批享誉学界儿科医学大家。应大明师从儿科一代宗师高镜朗教授。他待人和善，平易近人，还担任党支部书记，遇到病人纠纷、同事矛盾、家庭困难，大家都找他解决。

信念是落实在行动中的。1958年，27岁风华正茂时，他又义无反顾地投入到上海市人民政府领导下自行设计建造的第一家市级综合性教学医院——新华医院的建设中，成为这家火红年代创建的医院了不起的创业者。家住在复兴公园附近，他每天要换三路公交车，才能来到位于上海东北角的新医院，白天门急诊，晚上还在工地上挑灯夜战，从不计报酬，从没有怨言。放弃优渥的收入，关闭自己的私人诊所，从上海繁华腹地，风尘仆仆来到产业工人集聚的"下只角"，我们不禁感慨，以应大明为代表的新华创业者们的心灵深处，怀抱着一颗多么炽热的初心呀！从战乱年月到百废待兴的社会主义建设年代，献身祖国医学成为这批医学精英最赤诚的情怀，即使饱受肌肤之痛，他们依旧初心不改。

二

在应大明三个女儿的童年记忆里，父亲就是"一直在外面工作"，平时早出晚归，到了休息日也常常去医院，要么在家看书学习、要么到图书馆去查资料，难得有时间和她们在一起。有时半夜接到电话，就急急匆匆往医院赶。女儿们或许并不知道，他们的父亲一直忙着的"工作"，关乎很多患儿的生命。

20 世纪 60 年代，应大明刚涉足儿童白血病和重症再生障碍性贫血领域时，面对的是少得可怜的中外血液病学文献，因为缺乏有效的治疗方法，在与死神角力中，医生和患者总是失败的一方，这更激发了他在这个生命禁区领域探索的决心。

"那时，国内的医学科学技术与国外相差很大，很多困境也摆在我们的面前，要求与国外交流的呼声日益增高。"应大明这样感慨。改革开放后，医学的大门向外敞开了。1979 年，卫生部送来由世界卫生组织（WHO）安排培训的名额，其中就有赴法国巴黎国家输血中心进修组织配型和骨髓移植。早年就读于上海中法学堂和震旦大学附中、震旦大学医学院的应大明有着扎实的法语功底，他顺利通过法语考试，成为第一批赴法学习的医生。这一年，他 48 岁。

"在法国我住大学城，工作日午饭是免费的，晚饭要自己做。巴黎最便宜的是鸡块，为了省钱，每天晚饭就吃鸡块，整整吃了半年，没有砧板就在小台子上斩鸡块，结果把小台子斩得面目全非，以至临回国时，大学城的物业管理者罚了我们 1000 法郎。"应大明回忆起第一次出国学习先进技术的经历，听来让人动容。

按原计划，他在法国国家输血中心进修组织配型（HLA）半年。在三个月学习并初步掌握组织配型技术后，他就向法方争取，想进一步去学习临床骨髓移植技术。法方同意了，安排他进入著名的巴黎第七大学圣路易医院。

在圣路易医院，应大明在两三个月内抓紧一切机会学习，较完整地了解了骨髓移植的设备要求、具体治疗过程……应大明在巴黎待了 7 个月，为省 14 法郎，连巴黎地标埃菲尔铁塔也没去过。他一心只想多学些东西，生活上绝对清苦，回国时他居然省下了 12000 法郎！揣着这些钱，他做了一件事——尽最大能力购置回国开展使用新治疗技术所需的设备。

1980 年，应大明与上海市第九设计院合作，在新华医院自主建造出了国内第一座骨髓移植用的关键设备——"无菌层流仓"。这一年 3 月，一位来自崇明岛的男孩被诊断为重症再障，经与家人组织配型检查，发现男孩与他的姐姐配型相合。应大明决定为这名患儿进行同种异体骨髓移植手术治疗。国内首例同种异体骨髓移植的成功在当时的医学界引起了轰动，此前国内对再障疾病是根本没办法治疗的。

1982 年，他又率先在国内儿科临床上应用抗胸腺球蛋白免疫抑制治疗方法治疗重症再生障碍性贫血，取得了良好的疗效，从而为同类患儿开辟了一条非常有希望的免疫抑制治疗途径。同年，他又积极参与创立了中华儿科学会临床免疫学组，并担任学组副组长。1992 年，他带领团队在国内继续坚持和改进应用强力联合化疗，使小儿急性淋巴细胞白血病的生存率从原来的 10% 提高到 70% 以上。他率先提倡小儿恶性实体肿瘤应该各科综合治疗，创立了中国抗癌协会儿童肿瘤专业委员会。

三

每每经过镜馨园高镜朗先生铜像前，应大明都会驻足凝视。

回忆起恩师高镜朗先生，应大明总会说起两点：一是恩师所言，"永远要向病人学习"，因为诸多临床经验皆来自与患者的互动之中；二是"医者需有仁爱之心"。即使是疑难杂症也应千方百计、竭尽全力。

他将毕生的精力都奉献给了他热爱的儿科事业，却谦逊地说"我这一辈子，就做了一件事——当一名儿科医生。"他不止一次表示，党员应当首先做好自己的本职工作，对他而言，就是为患儿服务。

"孩子不会表达，生病了不舒服，只会哭闹，这是很正常的事，所以医生需要仔细观察，要猜测，要客观分析，要特别细致耐心，不能心烦。"

女儿应质峰回忆起父亲，"还记得小时候，有一天爸爸把家里仅有的小黑白电视机搬走了。妈妈问他时，他说'我要在值班的时候看电视'。后来我们才知道，这是他给他的小病人看的。"

四

2011 年 1 月 15 日，《文汇报》头版刊登的报道《"306 岁门诊"的温暖与无奈》引起社会广泛关注。"1998 年上海儿童医学中心有一个特别的门诊——'疑难杂症门诊'，它在国内较早开展了多科联合诊疗模式（MDT），由郭迪、冯树模、吴圣楣、黄荣魁、应大明等响当当的老一辈儿科专家组成的专家团出诊。专家看疑难杂病门诊把脉儿童罕见病，白发老人医生合力解答。这就是应大明教授晚年退而不休的主要工作。

1999 年退休后，应大明担任上海儿童医学中心、上海市儿科研究所和小儿肿瘤专业委员会顾问等工作。年近七旬的他，仍然保持着旺盛的工作热情。每周三上午，他都去上海儿童医学中心疑难杂症门诊室坐诊，他们总会遇到一两个一时难以明确诊断的罕见病例。据黄荣魁教授回忆，"当遇到一些特殊病例而又不能明确诊断时候，应大明会习惯性地记录在小簿子上，并给家属留下自己的联系电话。"他回家就做"家庭作业"，上网检索，有时如大海捞针。他看病时总拿着一本《SMITH 人类先天性畸形图谱：分类、判定标准与遗传咨询》。这本书详细介绍了各种缺陷引起的疑难杂症。"医学就是一个不断学习的过程，即便是我也还有不懂的地方。"坚持多年，应大明收集了各类疑难疾病的病例，并自费1000 多元进行编辑，他说这可以供大家检索，也让大家的工作更有效。

五

2018 年 3 月 15 日，这位在我国儿科血液肿瘤和临床免疫领域做出杰出贡献、挽救了无数患儿生命的儿科医生，默默离开了我们，新华镜馨园里，从此再也见不到那位温文儒雅，慈眉善目，挂满笑意的应医生的身影了。

但是，应老的心，还是留在了一辈子呕心沥血的儿科医学事业上，根在这里、念在这里、信仰也在这里。

少年时寻见光，青年时遇见真，暮年到来的时候，应老始终保持一颗童心。在他身上，集中体现出老一辈儿科医师严谨的学风，求真务实的科学态度和无私奉献的精神。他们平凡地生活，诚实地做人，全身心地做医生，忙碌和奉献成为他们一生的习惯，无论是严寒酷暑，春夏秋冬，年复月继，除了日常吃饭、睡觉以外，他们几乎所有时间和精力都在医院门诊，在病人的床边。能与这些医学前辈工作在同一家医院，正是我这一生的幸运，也让我的初心愈发坚定。

他们待患儿如同自己的孩子，拥抱着自己挚爱一生的事业。他们永远是初心如磐的楷模，永远是儿科医生的典范。

那个长久萦绕在脑海中的疑问，终于有了的答案。

虽然辛苦，但是一个滚烫的人生

海军军医大学附属长征医院　鲍广晶

最近学习党史，爱上鲁迅先生。鲁迅先生如果生活在这个年代，我是不是有幸能和鲁迅先生成为同事呢？百年前，鲁迅先生也学医，想提高国民素质，从而使祖国强大起来，奈何那个年代时局动荡，鲁迅先生最终弃医从文。

不同的时代成就了不一样的青春。我的青春从踏进护理学校开始，参加长征医院新护士军训时觉得迷彩服好帅，心向往之。后来工作了，我成为一个穿着粉色护士服的温柔小护士，与那身迷彩渐行渐远。

上海这么一个不夜城，车如流水马如龙。无数个夜晚，长征医院灯火通明，等待天明也守护生命。在十七楼无数个夜班里，往往是黑白无常最猖狂的时候，一米六左右的我们这样一群人，无数次与之较量，像我这样的一群人推过无数遍抢救车，这样的我们无数次在那样的夜里扛起了守护患者生命的担子。一边踉跄前行一边英勇无畏，看够生死，20 多岁的年头便对生命有很多感慨。想来鲁迅先生如果学医，在这样的夜里也会觉得仲夏的夜晚格外寒凉吗？还是会说"真的猛士敢于直面惨淡的人生，敢于正视淋漓的鲜血"。

百年前他们他们的青春是寻"救国之良药"，一年前的疫情我们这代青年人对疫情也寻"救国之良药"。2020 年春节前后，新冠疫情突然爆发，我院 110 名白衣战士，逆行武汉，与时间长搏，没有演练只有实战，这样的一群群人守一个城……现在的武汉已然满城樱花烂漫，凛冬散尽，星河长明。

我们这代人立于发展新征程赛道起跑线上，当续前人拼搏进取的精神品格，当择一事终一生，为不同凡响的中国风采增添崭新色彩。像先生说的：愿中国青年都摆脱冷气，只是向上走。

如果可以从来，我还是会选择护士，虽然辛苦，但是一个滚烫的人生。

以党建引领医院发展
谱写国家健康新篇章

上海交通大学医学院附属仁济医院　郑军华

　　健康是社会文明进步的基础，是广大人民群众的共同追求。中国共产党从成立之日起，就坚定共产主义信仰，坚持以人民为中心，把维护广大人民群众健康同争取民族独立、人民解放、国家富强的伟大目标紧紧联系在一起，致力于建设全体人民共建共享的健康中国。回望百年历程，党带领全国各族人民正一步步把全面建成健康中国的梦想变成现实。

　　中国共产党始终把保障人民健康放在治国理政重要位置予以推进。新中国成立以来，立足国情实际，根据不同历史时期社会发展变化，坚持和完善卫生健康工作方针，指导卫生健康工作更好地服务最广大人民。党的十八大以来，习近平总书记提出了"以基层为重点，以改革创新为动力，预防为主，中西医并重，将健康融入所有政策，人民共建共享"的新时代党的卫生与健康工作方针，多次主持召开会议研究部署卫生健康工作，在每个关键时刻、重要时间节点都作出重要指示，为卫生健康事业改革发展指明了方向。新冠肺炎疫情发生后，习近平总书记亲自指挥、亲自部署，自上而下构建了统一指挥、一线指导、统筹协调的应急指挥机制，迅速形成全面动员、全面部署、全面加强的疫情防控局面，取得了抗疫斗争重大战略成果。进入新发展阶段，我国仍然面临多重疾病威胁并存、多种健康影响因素交织叠加的复杂局面，传染病防控任务依然繁重，新发传染病尤其不容忽视。只有毫不动摇坚持和加强党对卫生健康工作的领导，不断提高党在卫生健康事业改革发展中把方向、谋大局、做决策、促改革、保落实的"总开关"作用，推动各地区各部门建立健全卫生健康工作协调推进机制，才能战胜前进道路上的一切艰难险阻，确保卫生健康事业不断取得新的胜利。

仁济医院始终与党和国家同呼吸、共命运、心连心

仁济医院建于 1844 年，是上海开埠后第一所西医医院，有 177 年的历史。

百年仁济，剪不断红色情缘。 熟悉党的历史的人都知道，1927 年，中国共产党领导上海 80 万工人发动第三次武装起义，成功占领上海；在这一年，年轻的中国共产党"命悬一线"，惨遭国民党反动派大肆捕杀；也正是这一年，年轻的中国共产党首次"亮剑"，打响了武装反抗国民党反动统治的第一枪，宣告了中国共产党把中国革命进行到底的坚定立场。

1927 年 3 月的上海，共产党人周恩来指挥领导上海工人发动第三次工人武装起义，攻克了敌人的全部据点，使长期被帝国主义和北洋军阀统治的上海重新又回到了人民手中，震动了全中国和全世界。4 月 12 日，以蒋介石为首的国民党反动派在上海发动反对共产党和国民党左派的武装政变，大肆屠杀共产党员、国民党左派及革命群众，史称"四一二反革命政变"。这场政变，使国民革命受到严重的摧残，同时也宣告国共两党第一次合作失败。为了反抗国民党反动派的屠杀政策，挽救国民革命，中共中央指定周恩来为书记，组成中共中央前敌委员会，在南昌领导起义，这就是党的历史上著名的"八一南昌起义"。在会昌战斗中，在贺龙将军领导的第 20 军任第 1 营（第 3 师第 6 团）营长，后来的开国大将陈赓左腿负伤。经其他医院治疗无法痊愈后，陈赓秘密来到上海求医。此刻仍笼罩在"四一二反革命政变"阴影中的上海，国民党反动派和外国军警依旧在当时的华界和租界内不断地搜捕共产党人，在这紧张的局势下，有一位医生得知陈赓是共产党员，对他特别照顾，用当时最先进的方法，千方百计地为他保住了伤腿。这位医生就是牛惠霖，仁济医院第一位华人副院长兼外科主任。5 年后，在新集西北胡山寨的战斗中，陈赓再次负伤，在牛惠霖和他弟弟牛惠生的共同努力下再次被治愈。上海解放后，陈赓因感念牛惠霖的恩情，曾特意来到上海想看望故人，表达谢意，只是牛惠霖早已于 1937 年病故。这段红色情缘在仁济这块土地上不仅播下了革命的种子，也成为仁济"医心向党"的起点。

百年仁济，抹不掉的红色基因。 1938 年，20 岁的仁济医院护校学生左英在中国共产党的影响下积极参加抗日救亡活动，中共地下党组织与其联系，介绍她加入了中国共产党。同年 8 月，她发展左仁珍入党，与已入党的李玉芝成立党小组，这个仅有 3 名年轻党员的党小组，就是仁济医院历史上的第一个党组织。自此，这所由西方传教士创立的医院，烙上了抹不掉的红色基因。仁济医院党组织自建立起，便不畏牺牲、前赴后继地开展组织工人运动，救助战争伤员，参加爱国抗日、

反抗国民党反动派等革命活动，为新中国成立贡献了绵薄之力，为党的伟大事业不懈奋斗。如今，仁济医院党委已拥有党员 2090 名，下设 9 个党总支，77 个党支部。在上级党委的指导和关心下，在医院党委的正确领导下，仁济医院以习近平新时代中国特色社会主义思想武装头脑、指导实践、推动工作，以守护人民健康为己任，全方位、全周期保障人民健康，为推进健康中国建设不断添砖加瓦。红色基因是共产党人永葆本色的生命密码，是根植于这所百年老院血脉之中的遗传因子。

百年仁济，浇不灭的炙热红心。回溯仁济医院 177 年的历史和发展历程，"仁术济世"精神贯穿其中。一代代"仁济人"秉持着一颗炙热的红心，努力践行"敬佑生命、救死扶伤、甘于奉献、大爱无疆"的崇高精神，为保障人民健康服务。在历次重大灾难和重大疾病防治的紧要关头，都活跃着"仁济人"的身影。1950 年组织抗美援朝医疗队、1951 年参与血吸虫病疫情防控工作、1954 年赴安庆专区贵池县抗洪救火、1976 年赴唐山抗震救灾、1991 年赴安徽抗洪救灾、1998 年赴湖南抗洪救灾、2003 年抗击非典型肺炎疫情、2008 年赴四川抗震救灾……同时，我们也出色完成了援藏、援疆、援滇，出国援摩洛哥等各项医疗援助任务。

2020 年，一场新冠肺炎疫情突如其来，仁济医院医护人员积极响应党和国家号召，一夜成军，投身抗击新冠肺炎疫情防控最前线，先后组建 4 批次 172 名医护队员逆行支援武汉，28 名以重症医学科主任、党支部书记皋源为代表的医护专家支援上海市公共卫生临床中心，彰显了仁济医院雄厚的学科实力和精湛的医疗技术，为打赢疫情防控的人民战争、总体战、阻击战作出了重要贡献。与此同时，仁济医院坚定不移地听党指挥，将对党忠诚的信念落在实际行动上，积极拥护、贯彻、执行党的路线、方针、政策。1990 年 4 月，党中央国务院提出"开发浦东，振兴上海，服务全国，面向世界"的方针，仁济医院党委带领全体医务员工开拓进取，锐意创新，成为第一家落户浦东的三级甲等综合性医院。2018 年 11 月 5 日，习近平总书记在首届中国国际进口博览会上宣布，支持长江三角洲区域一体化发展，并上升为国家战略，同年 12 月，仁济医院宁波医院试运行，开启了建成长三角区域的高端医疗新高地的新征程，更成为践行长三角高质量一体化发展国家战略的先行者。仁济医院还积极响应国家"一带一路"倡议和上海建设亚洲医学中心城市规划，通过拓展小儿活体肝移植等医疗高新技术，将仁济医院的高新医疗技术和医学教育带到马来西亚等合作国家，造福当地患者。

探索新模式打造新平台夯实党建引领
加快推进医院高质量发展

"江山就是人民，人民就是江山"。回顾建党百年之路，一路风雨兼程，一路披荆斩棘，党维护人民健康的初心始终如一。我们要深入学习贯彻习近平总书记关于卫生健康工作的重要指示批示精神和重要论述，坚决落实党中央、国务院决策部署，增强"四个意识"，坚定"四个自信"，做到"两个维护"，牢记初心使命，不断学史力行，从党领导卫生健康发展奋斗征程中汲取智慧和力量，抓住历史机遇，珍惜最好时期，全面提升卫生健康服务供给质量和水平。

国务院办公厅日前印发《关于推动公立医院高质量发展的意见》，从构建发展新体系，引领发展新趋势，提升发展新效能，激活发展新动力，建设发展新文化，坚持和加强党对公立医院的全面领导六个方面，部署了推动公立医院高质量发展的重点任务。推动公立医院高质量发展，是新时代的新要求，只有激活各方面的内生动力，才能真正实现。

《意见》明确提出了推动公立医院高质量发展要重点推进6个方面工作：一是构建新体系。建设国家医学中心和区域医疗中心，推动国家医学进步，带动全国医疗水平提升。二是引领新趋势。以满足重大疾病临床需求为导向，重点发展重症、肿瘤、心脑血管、呼吸等临床专科。面向生命科学、生物医药科技前沿，加强基础和临床研究，开展关键核心技术攻关，推动科技成果转化。三是提升新效能。健全以经济管理为重点的科学化、规范化、精细化运营管理体系，引导医院回归功能定位，提高效率、节约费用。四是激活新动力。合理制定并落实公立医院人员编制标准，建立动态核增机制。五是建设新文化。大力弘扬伟大抗疫精神和崇高职业精神，激发医务人员对工作极端负责、对人民极端热忱、对技术精益求精的不竭动力。六是坚持和加强党对公立医院的全面领导。

《意见》第六点，建设公立医院高质量发展新文化，除了与研究院提倡的以人为核心的管理文化相呼应，《意见》中对于公立医院新文化也提出了许多具体的定义，特别是许多过去在医院管理或临床业务方面长期被忽视的环节，作为公立医院高质量发展的十四五规划，必须予以纳入并切实执行。

公立医院是我国医疗服务体系的主体，是党领导的卫生健康战线的生力军，是党联系人民、服务群众的重要窗口。党中央、国务院历来高度重视公立医院党的建设工作，始终加强党的领导。特别是党的十八大以来，各级各类公立医院充分发挥党组织领导作用，坚持正确的办院方向，贯彻落实党的卫生与健康工作方针，把公立医院党的建设与业务工作相融合，努力建设患者放心、人民满意的公立医院，为推动公立医院的改革发展提供了坚强保证。

党的十九大对推进新时代中国特色社会主义伟大事业和党的建设新的伟大工程作出全面部署。按照新时代党的建设总要求，当前公立医院党的领导体制机制同全面加强党的领导、全面从严治党的要求还不完全适应，同全面深化公立医院综合改革、健全现代医院管理制度的要求还不完全适应，公立医院党的建设方面还存在一些薄弱环节，迫切要求我们以习近平新时代中国特色社会主义思想为指导，加强公立医院党的领导和党的建设工作。

站在"两个一百年"的历史交汇点，习近平总书记话语铿锵——

"中国共产党立志于中华民族千秋伟业，百年恰是风华正茂！"

"只要我们党始终站在时代潮流最前列、站在攻坚克难最前沿、站在最广大人民之中，就必将永远立于不败之地！"

这是百年非凡征程的精辟概括，更是新时代中国共产党人开辟未来的壮志雄心。

如同参天巨树，新芽岁岁破枝、枝干年年伸展，百年接续奋斗展开了中华民族伟大复兴的年轮，从昨天走向今天，从历史走向未来。

今天现场聆听了习近平总书记的庆祝中国共产党成立100周年七一重要讲话，作为一名上海市特大型三甲医院的党委书记，我的心情十分感慨和激动，倍感历史责任重大，同时又浑身豪情万丈，精神振奋，信心百倍、激情澎拜，我们一定要把习近平七一重要讲话精神作为思想旗帜和行动指南，结合学习贯彻《关于加强公立医院党的建设工作的意见》和《关于推动公立医院高质量发展的意见》，进一步完善党对公立医院绝对领导的体制和机制，确保新的百年医院高质量发展的正确的政治方向。具体地来说，在仁济医院的党建工作中我们将：一是建立健全党建特色模式——一个愿景：形成与亚洲一流医学中心标杆医院和国内一流、具有较强国际竞争力的创新型、研究型、智慧型、国际化医学中心相匹配的思想与文化动力源，作为医院党建工作战略愿景；一条主线：以党建科学化为主线；四个平台：医院精神文明建设平台、党务工作信息化建设平台、党务干部建设平台、文化支撑平台。二是坚持做到"三融合一带动"——与业务工作相融合、与学术文化建设相融合、与精神文明建设相融合；带动群团工作齐头并进，形成党员职工创先争优、支部工作规范有力、医院整体建设科学高效的良好局面。三是争做"五星党员"——重点工作带头者、学术文化践行者、健康中国参与者、正能量传播者、终生学习者，树立党员勇于承担责任、不断提高能力素质的良好形象。四是创新"互联网＋党建"——"仁济医院党建云"，构建一个无时不在、无处不在的党员之家。

我们要在医院的文化建设中进一步强调：1、坚守纯粹医者信念，尊重医学科学规律，遵守医学伦理道德，遵循临床诊疗技术规范。2、强化患者需求导向，提供安全、适宜、优质、高效的医疗卫生服务。3、要加大健康教育和宣传力度，做好医患沟通交流，增进理解与信任。4、要建设情色鲜明的医院文化，提炼院训、愿景、使命，凝聚支撑医院高质量发展的精神力量。5、关心关爱医务人员，建立保护关心爱护医务人员长效机制。

历史、现实、未来是相通的。奋斗百年路，启航新征程，我们惟有在历史前进的逻辑中前进、在时代发展的潮流中发展，保持时不我待、只争朝夕的精神，万众一心加油干、越是艰险越向前，才能继续在人类的伟大时间历史中创造中华民族的伟大历史时间。

以百年为奋斗新起点，勿忘昨天的苦难辉煌，无愧今天的使命担当，不负明天的伟大梦想，强体魄于伟大的自我革命，开新局于伟大的社会革命，我们所开创并矢志推进的伟大事业，必将和天地并存、与日月同光。

不忘初心，讲好我们的儿科故事

上海交通大学医学院附属上海儿童医学中心　张瑞冬

百年风雨，砥砺前行，在庆祝中国共产党成立 100 周年之际，上海儿童医学中心也迎来了建院 23 周年的喜庆生日。作为一家国家级儿童医院，上海儿童医学中心将自己的初心使命付诸实践，力争做最有品质的儿科和最有温度的医院。

手术室作为医院的特殊部门，出于消毒隔离的需要，患儿家属只能止步于门外，因此，对普通人来说手术室是个充满神秘感的地方。

上海儿童医学中心创建于 20 世纪 80 年代末。作为中外合作的范例，中心的硬件设施在当时上海各家医院中可谓"独占鳌头"，所有的手术房间里都配备了进口麻醉机和监护仪，"回"字形手术区域内部是核心清洁区，与供应室建立内部通道。在苏醒室内建造有中央监控室、布置了近 30 张床位，而这几乎等同于整个重症监护室的设置。如此先进的设计理念和硬件条件令不少前来参观的同行啧啧称道。

2000 年，麻醉科首推全麻患儿术后由家属陪伴复苏。这意味着，除了医疗质量外，上海儿童医学中心手术已经开始关注手术患儿的心理保护。

随着人文关怀的深入，上海儿童医学中心对原有的手术室进行了改造。原来的手术室等候区被打造成"海底世界"，文员工作的吧台被改装成"船舶甲板"，接送患儿的运输工具被替换成玩具童车，同时为手术患儿提供术前镇静服务。墙上可爱的卡通形象和天花板上声控灯光让手术室的环境不再单调冷漠，周围的场景会让孩子觉得进入手术室后即将开启有趣的航海探险。这些措施从多层面消除了患儿的焦虑情绪，使得患儿与家长的暂时分离不再那么困难，同时也让家长更加放心地把他们的孩子交给我们进行手术治疗。其中，小红车这一标志性的改进措施及其相关科研成果已在国际著名麻醉学杂志上发表，向全世界展示了我们力争把上海儿童医学中心打造成为无哭声医院的信心和决心。

2019 年新大楼手术室启用，阳光小屋再次成为上海儿童医学中心一张响亮的名片。暖色系装修和旋转木梯给等候手术治疗的孩子和家长满满的温馨感。手术室等候区兼具科普教室、阅览室和游戏室等功能，让不同年龄段和地域的孩子各得其所，各取所需。设置的独立等候房间，既保护了罹患孤独症等特殊群体孩子的隐私，又防止了意外伤害发生。每次看到孩子们在阳光小屋其乐融融的场景，都会让人产生这不是手术等候区的错觉。正是设计的巧心思再次提升了手术室的人文关怀温度，同时也彰显了上海儿童医学中心不断追求完美的品质。

我们的故事并未结束，我们还将继续奋斗，不断进取，努力提高自身的技术水平和医疗服务质量，在中国共产党的领导下，坚持要做最有贡献的国家儿童医学中心，为祖国的未来保驾护航。

有幸成为中非公共卫生合作的践行者

中国疾病预防控制中心寄生虫病预防控制所　尹建海

中国与非洲的医疗卫生合作已走过半个多世纪的历程，自1963年中国向阿尔及利亚派出第一批医疗队，已持续了58年，不仅促进了双方卫生事业的发展，也有力促进了发展中国家的团结合作，保障了全球卫生安全。

但提到公共卫生合作，令人印象深刻的还是2014年西非地区发生埃博拉疫情，中国第一时间逆行驰援，共派出1000多人次的公共卫生专家和医护人员为非洲疫区人民提供医疗保障，为西非战胜埃博拉疫情发挥了关键性和引领性作用。以此为契机，在中非合作论坛框架下，中非公共卫生合作步入了加速发展的"快车道"。"中非公共卫生合作计划"位列2015年中非合作论坛约翰内斯堡峰会"十大合作计划"之一，明确将参与非洲疾控中心等公共卫生防控体系和能力建设、为非洲提供一批复方青蒿素抗疟药品等。"健康卫生行动"是2018年中非合作论坛北京峰会"八大行动"之一，包括重点建设非洲疾控中心总部等旗舰项目，开展公共卫生交流和信息合作，实施中非新发再发传染病、疟疾、艾滋病等具体项目。

作为一名疾病预防控制工作者，能有幸参与中非公共卫生合作，在非洲大地上开展工作，我倍感荣幸和责任重大。2017年，这是对我来说有特别有意义的一年，因为从2011年入职工作参与中国消除疟疾行动以来，我国终于从2017年起无本地感染疟疾病例报告，为实现我国2020年消除疟疾目标打下了坚实基础。同样是2017年，我有幸受中国疾病预防控制中心选派第一次参与卫生援外项目，并且在2017-2019年参加的四次援外工作都与西非塞拉利昂有关。特别是 2018 年 6 月 -12 月，参加执行为期近 200 天的中国援塞拉利昂固定生物安全实验室第二期技术援助项目，开展塞拉利昂埃博拉、拉萨热、疟疾等重要传染病监测，并对塞国卫生工作者进行实验室技能等公共卫生能力培训。多年的援非工作让我对中非公共卫生合作有所思考。

一、继续加强自身建设，讲好中国故事

疟疾和艾滋病疫情是全球卫生治理的最大挑战之一，给非洲国家带来沉重负担。中国当前正在接受世界卫生组织独立专家组关于中国消除疟疾的现场评估认证工作，中国也是世界上第一个完全消除淋巴丝虫病的国家。在控制和消除疟疾等寄生虫病方面积累了大量经验，但如何有效地将这些宝贵的经验转化成适合非洲本地的防控力量是一个重大的课题。我国还需要投入足够的人力物力来培训自己的专业技术队伍，要建立一支专业技术过硬、熟悉非洲本地文化的专家队伍。非洲作为世界上最不发达和贫困人口最多的大陆，大多数国家的社会经济发展和基础设施建设与我国存在很大差距，整体医疗卫生条件落后，公共卫生体系脆弱。所以我们要不断回顾和总结我国疾病防控经验，开发适合非洲发展阶段的疾控防控模式。在讲好中国故事的同时，有效解决非洲的公共卫生问题。

二、加强非洲公共卫生人才培养，促进本地化发展

人才短缺是制约非洲医疗卫生事业发展的瓶颈之一。在塞期间，实验室的塞方工作人员多数没有医学相关背景。了解到当地每年从医科大学毕业的医学生也聊聊无几，根本无法满足塞国巨大的医疗卫生需求。授人以鱼不如授人以渔，给非洲留下一只带不走的卫生人才队伍，实现非洲一代又一代的技术自立，才是中非卫生合作的未来。多年来，中国更多的是为非洲培养医疗卫生人才，而公共卫生合作起步较晚，还需要通过各种方式加大培养力度，帮助非洲国家提升公共卫生自主发展能力，强化公共医疗服务水平。运用什么样的培养方式也值得我们思考。当前的主要做法是为在中国学习医学的非洲学生提供政府奖学金、定期举办技术培训班和研讨会、在非洲当地开展实践培训，这些做法是否切实符合非洲特色、在促进中国疾病防控知识和技术传播中的切实作用等问题还亟需做系统的成效评估，为今后的中非公共卫生合作提供借鉴。

三、创新合作模式，改善全球卫生治理

全球新冠肺炎疫情大流行暴露出全球公共卫生治理的短板，凸显了加强和完善全球公共卫生防控体系建设的紧迫性，中非公共卫生合作是重要的组成部分，中非卫生合作一定要有机结合国际规则、中国经验和本地需求，着眼于公共卫生体系建设、公共卫生软硬件建设和人才培养，将中非卫生合作的红利释放到全球范围。这不仅对中非双方有利，而且对维护全球卫生安全、改善全球卫生治理具有重要意义。

当前，中非卫生合作面临前所未有的机遇，合作前景广阔。我将不断提高自身综合素质，积极支持中国公共卫生"走出去"，以实际行动主动参与应对境外公共卫生危机，为加强中非卫生合作、提升中非人民健康水平做出自己的努力。

硬核卫士，丹心向党，守卫市民健康

上海市卫生健康委员会监督所　吴水龙　口述　　王蕴涵　整理

20 世纪 60 年代至 90 年代，蘑菇云在新疆罗布泊地区多次拔地升起，一次次惊天动地的巨响，让全中国振奋、欢呼、自豪。对我而言，这个属于中国人的"硬核"时刻也是我直面危险、逆行前往的"硬核"时刻。

我叫吴水龙，出生于 1940 年，现年 81 岁，1965 年毕业于复旦大学原子核物理专业，毕业后分配至上海市卫生防疫站，从事放射卫生防护工作，多次参加国内外核试验、核事故对上海地区影响检测评价项目；防疫站改制后至上海市卫生局监督所担任放射卫生科科主任，参与研究制定多项放射卫生监管规范，不断提升上海市放射卫生监管水平。

对于党组织，我有着最朴素、真切的感情。我是从农村走出来的，是国家的助学金让我从小读书直至考上大学，我的成长和成绩都是党培养出来的。1966 年入党，如今已光荣在党 55 个年头。我始终牢记入党初心，念党情、报党恩，在党的引领下一路前行，用专业知识、为民为党为国的赤忱之心，为国家安全、人民健康和放射卫生事业贡献我所有的精力。

多次参加国家放射监测防护工作，勇敢逆行

环境辐射监测是国家安全的核心支撑和基础工程，大学时我选择了核物理专业，我就立誓为中国放射卫生事业奋斗。毕业后我在工作岗位上勤学苦练，快速提升自己专业水平，因为我知道要上"战场"，要面对核辐射这个敌人，就必须要过硬的技能傍身。20 世纪 70 年代，我有幸抽在新疆罗布泊国家核试验基地，

参加原子弹、氢弹爆破试验的生物效应监测工作，在艰苦恶劣的环境中完成 24 小时不间断的数据采样、监测上报等任务。还记得印象最深的一次任务，是在氢弹爆炸 3 小时后我们立即冲到核爆炸中心，在高浓度核辐射条件下取回实验样本，仅穿着防护服、头戴防毒面具就往前冲，当时满脑子都是完成任务，根本就顾不上考虑辐射危害。就因为我是党员，组织需要我，我就必须完成任务，责任在肩，使命光荣！

党和人民给与我极大的认可和肯定，我获得了国防部、卫生部授予的"从事核试验场外放射性监测防护工作 22 年，为我国原子能事业发展和国防建设做出贡献"等荣誉。

及时主动处理上海地区核事故，责任担当

1986 年 4 月，前苏联发生切尔诺贝利核事故。我当时还只是一名普通的放射卫生工作者，在看到新闻报道后，凭着职业敏感性，我立刻意识到核事故放射性污染可能对我国造成危害。出于高度的责任感，我在第一时间开始采集样品进行环境放射性监测，使上海成为全国最早发现该事故影响的地区，此后我连续采集空气、水质、农副产品等多种样品，监测分析核事故对上海地区市民健康的影响，为放射卫生事业研究提供了大量一手基础数据。1999 年 9 月 30 日，日本某公司发生核事故，正值国庆假期前夕，事故是否会对既定的建国 50 周年国庆集会造成影响？需要即刻、准确、科学的分析和判断。我作为科长立即返岗，带领科室党员制定了科学的采样和检测方案，启动核应急处置程序监测系统，紧急赶往国际机场对从日本出发抵沪飞机机身尘埃进行现场采样和放射性检测，国庆期间没有休息一天，采样、检测、复核，及时通报信息，及时上报。经过连续奋战，最后的检测结果表明，日本核事故对上海地区没有影响，我们的心才彻底放下来。此次行动避免了引起上海市民的恐慌，为上海卫生安全筑起了坚实屏障。

提高放射卫生监督管理水平，积极有为

1996 年后国家正式宣布暂停核试验。在 1996 年 9 月，上海市卫生局卫生监督所成立，成为全国范围内设立的首家省级卫生监督机构，我成为上海市卫生局卫生监督所放射卫生科科主任，从事放射防护监督管理工作。从整个卫生监督体系而言，放射卫生是其中专业性比较强的监管领域，不仅要掌握几百项国家标准，

还需要监督员有本专业以外的多学科知识，监督检查的地方，往往也比较艰苦。从一名一线工作人员如何转变为引领放射防护监督管理者，是我一直思考的问题。我总结归纳多年核试验、核事故处理的经验，从顶层设计加强放射卫生监督管理，会同其他专家领导制定上海市放射卫生工作计划，规划本市放射卫生工作发展路线；草拟本市放射卫生管理办法和规范性文件，共完成38个管理办法和4个规范性文件的起草；针对市区放射卫生条线卫生监督员、放射卫生相关单位及一线工作人员，开展法规宣传和防护知识培训，竭力于提高上海市放射防护水平；同时我参加了卫生部放射卫生专家检查组，赴各兄弟省市指导放射防护工作，加强经验交流共享，共同促进多地区辐射技术的健康和可持续发展；我也承担了多项国家级科学研究课题，在实践中思考，在改革中突破，获得中国科学院颁发的科技成果奖二等奖、上海市重大科技成果三等奖、卫生部科技进步三等奖等。

尽管现在我已经退休，但是我仍然在践行着自己老有所为的信条，关心祖国放射卫生事业发展。我是一名由党和国家培养出来的普普通通的知识分子，我愿一生投身于放射卫生工作，初心不改、使命不移，对党忠诚，矢志报国，始终为上海市放射卫生监督规范化管理、为上海放射卫生防护水平的提升作出贡献！

疫情防控，提升社区服务

浦东新区高行社区卫生服务中心　王菁菁

2021 年是中国共产党建党 100 周年，中国共产党已经走过了 100 年的光辉岁月，但是始终不变的是全心全意为人民服务的宗旨，同时 2021 年也是加快建设强国和"十四五"规划的开局之年。

随着疫情防控工作的常态化，日常的诊疗护理活动也在有序开展，社区工作也在稳步推进。现阶段，科学有序的推进疫苗接种工作，成为疫情防控工作中的一件头等大事，全民疫苗接种不仅关系人民群众的生命安全和身体健康，也关系着社会经济的发展，全民疫苗接种任务紧工作重，我作为一名年轻的 80 后有的是干劲有的是冲劲，积极配合参与疫苗接种工作。在日常工作中我也是不断强化疫苗接种知识的学习，强抓疫苗接种环节中对接种人员的查对验证、执行正确规范的接种操作，认真执行手卫生及各类消毒隔离工作，针对在接种过程中可能会出现的异常反应进行操作演练，确保能够及时识别不良反应，具备立即配合处置的能力。参与领导带头的疫情防控 24 小时值班制度，遇到疫情等重要紧急情况，第一时间参与加强落实疫情防控工作。在全面做好新冠疫苗接种工作的同时，始终绷紧疫情防控的这个弦，始终抓紧疫情防控举措，抓好防护工作，巩固这来之不易的防控成果。

历史是最好的一本教科书，我从学习党史中摄取智慧力量，以不断加强党的思想理论学习为重要任务，"多路径"学习党史，做实做细家门口服务，结合党史学习教育中"我为群众办实事"的实践活动，积极开展"健康社区 健康家庭"项目，推动社区健康教育，提高社区居民健康意识及健康水平，让健康知识惠及广大群众。

开展家庭医生签约服务，引导居民或家庭在与家庭医生团队签约的同时，建立"1+1+1"的组合签约服务模式。作为社区护士的一员，我主动参与社区护理宣教工作，通过合宜的健康知识讲座，面对面沟通交流，发放健康手册，增强他们的健康意识，改变人们的生活方式，让老百姓体会到签约家庭医生就是让家庭医生成为健康守门人。让大家能够在家门口享受各种形式的卫生保健服务，享受足不出户就能解决日常健康问题和保健需求、得到家庭治疗和家庭康复护理等服务。

开展电子医保凭证宣传活动，中心为方便居民就诊，在明显位置张贴了开通医保电子凭证指导流程。我作为志愿者在候诊大厅内指导开通医保电子凭证，向挂号居民特别是那些忘带实体医保卡居民，主动介绍电子医保凭证申请及使用方法，让居民充分认识到电子医保凭证的便捷优势。针对一些老年居民，现场手把手指导，帮助居民开通电子医保凭证，方便居民享受医保政策，及时就医，促进了中心智慧医疗服务的开展。在工作中，我深刻体会到沟通的重要性，良好的护患沟通不仅有利于医患间建立良好的的关系，也有利于提高医疗质量，增加患者对医务人员的信任度。

习近平总书记指出，护理工作是卫生健康事业的重要组成部分。新冠肺炎疫情发生后，广大医务人员义无反顾、逆行出征，白衣执甲、不负重托，冲向国内国外疫情防控第一线，为打赢中国疫情防控阻击战、保障各国人民生命安全和身体健康作出重要贡献，用实际行动践行了敬佑生命、救死扶伤、甘于奉献、大爱无疆的崇高精神。作为一名社区护士，我是众多护理人员中渺小的一员。我只有在各方面不断锤炼，不断学习，不断改进，才能逐步提升自己各项技能，力争做好模范带头作用，与大家一起齐心协力守护好这来之不易的伟大成果，一起静待春暖花开，迎接建党一百周年。

一名援藏干部的使命与担当

复旦大学附属妇产科医院　朱澍

日喀则的夏天很悠然，天再热，林卡山涧水流永远清凉，随便找片树荫，就能坐上一天，每当这时我总能想起上海，想起红房子医院（以后简称"红房子"），想起黄浦院区的景色，想起那个叫做家的地方。

回想当年，一个刚出校园的大学生抱着试试看的想法把简历投给了红房子，红房子以她宽广的胸怀接纳了我，一转眼我已经在这里度过了 15 个春秋，红房子培养了我，给予我施展能力的平台，红房子在一步一步发展的同时也带着我一天一天成长。

而今，我可以自豪地说我是一个红房子人。2020 年 7 月，带着院领导的信任、家人的支持、同事及好友们的关心，我踏上了雪域高原来到日喀则，开始为期一年的对口支援工作。 在西藏才知祖国大、在西藏才知祖国美、在西藏更知祖国难。一年来，我一直告诫自己要时刻思考入藏为什么，在藏干什么，离藏留什么。每当遇到困难时，红房子"博爱、崇德、创新、传承"的精神总是激励着我，我总是提醒自己：我代表的不是个人，我代表的是红房子，我代表的是上海。

日喀则也是我家乡

最美国道 318，连接着祖国东西两端，起点是我的家乡上海，终点是美丽的日喀则。离开家乡才知道什么叫想家，告别家人才知道什么是思念。无论我离家多远，始终能够接收到来自红房子的关心，让 我这个远在他乡的游子感到无比温暖，红房子不会忘记任何一个她的孩子。我身在西藏，除了专业援建以外，更肩负着以荣促稳、民族团结的国家重任。

总说我们是舍小家为大家，而我却认为我没有离开家，只是把家带去了远方。日喀则市人民医院就是我的家，财务科的同事就是我的家人，我很自豪能将红房子精神带到雪域高原，在海拔3800米的日喀则留下了我们红房子的足迹，从此两家医院有了密不可分的血缘关系，在今后的日子里可以共同成长，共同进步。

有些人刻骨铭心，不会遗忘；有些人无论生死，都陪在身旁。援藏开始的日子是艰难的，除了身体上的不适应，我们还遭受了心理上的重创，我们经历了战友的离去，3800米的海拔影响不了他对祖国的热爱，3200公里的距离阻挡不了他前进的步伐，他用生命诠释了何为奉献，他用行动指明了我们前进的方向。

战友离去的事实不可改变，而我们剩下的人还要继续前行。有人对我们说"你们可以选择离开，可以选择回家，经历了这样的事情你们有权利为自己着想"。而我们却没有一个人离开，我们留在日喀则为了完成逝去战友的心愿，让更多的藏区人民获得更好的健康保障。今年日喀则的格桑花开得格外鲜艳，仿佛也在向逝去的战友诉说着我们的故事。这一年的援藏经历，让我更加珍惜生命，热爱生活，日喀则也是我的家乡。

把红房子管理模式带到西藏

我不是在最好的时光来到西藏，而是来到西藏才给了我这段最好的时光。我觉得这次援藏给我最大的收获是得到了藏族同胞的理解，把我们红房子先进的管理模式带到了西藏，留在了日喀则。我们所对口支援的日喀则市人民医院，是当地唯一的三甲医院，在财务管理方面有着规范的制度，但是执行力度却不尽人意，当地的藏族同胞已经习惯了以往的工作态度，往往不愿意去改变。我来到日喀则之后做的第一件事情就是多和基层工作人员交流，我每周都会有固定的时间，来到最基层工作岗位上倾听他们的诉求，解决他们的困难。久而久之，藏族同胞们开始理解我、认同我，从而可以顺利推进各项制度的创新改革。通过一年的努力我把财务科的各项基本工作都推上了正轨，得到了当地领导和同事们的肯定，能够取得这样的成果和我在红房子的工作经历是密不可分的，以前是红房子培养了我，如今我将红房子的创新精神带到了西藏。

功成不必在我，建业必须有我

功成不必在我，建业必须有我。一年前我从上一批的援藏干部手中接过了接力棒，如今我将接力棒转交到下一批的援藏干部手中。欢送会上米多院长对我说了四个字"功德圆满"，其实我心里还是有遗憾的，一年时间太短，从我来到日喀则的那一天起我就没想过要"混"一年，而是要脚踏实地的"干"一年。

一年的时间里我虽然完成了许多基本工作，把各项工作都推向正轨，但是距离先进的财务管理水平还是有较大的差距，其实我真的希望自己能再为日喀则多做一点贡献。好在上海对日喀则的援建还会继续，红房子对日喀则市人民医院的对口支援也还会继续，正是有着这样的传承，我相信日喀则一定会有繁荣富强的一天。艰苦而精彩的一年已经过去，回头看看出发前的豪言壮语，我可以欣慰地笑了。异乡安置不了思念，从此有了归乡。曾经日夜想离开的地方，却又在往后的日子里，念念不忘。

"忘记西藏"并不是忘记西藏这个地方，忘记西藏的人民，忘记在西藏一年的人生经历，要忘记的是曾经在这里挥洒的汗水，曾经在这里不眠的日夜，曾经在这里服务群众的点点滴滴，虽然辛苦，但是却充实。终点并不代表结束，而是新的起点。总结一下援藏的工作经验，以更加饱满的工作状态重新投入到红房子的怀抱，我突然发现红房子培养了无数个我，无数个我又组成了现在的红房子，红房子的精神就这样一代一代传承下去，随着时间共同成长。

岁月如歌

上海市交通大学医学院附属第九人民医院　王秉玉　郭智霖

多年来，总想把萦绕在心中那段如歌的岁月—云南楚雄彝族自治州"希望之链"社会公益活动用文字表达出来。今年终于提笔了却心愿。

"希望之链"是九院涉外合作的一项神经外科专业扶贫助医的社会公益活动。它最早由法国神经外科协会发起的民间慈善组织倡议，宗旨是为贫困地区儿童提供专业的医疗服务。1999 年，在上海第二医科大学国际交流处、九院、法国克莱蒙费朗医学院附属医疗中心三方面的共同努力下，启动了中国的"希望之链"。

从 2000 年开始实施到 2006 年，我们每年为楚雄地区贫困儿童提供 2 周的神经外科专业医疗服务。共诊治了 400 多例患者，其中手术 80 多例。疾病涉及脑、脊髓肿瘤，脑、脊髓先天畸形等疾病。

在整个"希望之链"行动中，我们目睹了贫困山区村民对神经外科专业医疗服务的那种渴求。最令人感动的是，那些大山里的村民，硬是翻山越岭肩挑背扛徒步几十里路，把他们的亲人送到我们的医疗服务点。看见这样的他们，我们怎能体会不到他们那眼神里满含的期待？！他们盼望解除病痛，冀望健康的生活。看完门诊、完成手术时，面对他们的泪眼，我们忘记了工作的辛劳，感动又豁然。是的，我们的服务不仅仅只是"希望之链"，"希望之链"点燃了那些患者心中渴望美好生活之希望之火，它的实际意义已经远远超越"希望之链"本身，为更多患者解除病痛带来健康，这才是我们应该做的。在楚雄州医院大力协助下，我们不仅顺利完成"希望之链"社会公益活动，还开展了成人神经外科疾病的医疗服务。

万事开头难，"希望之链"公益活动的开头，不是我们想象中的那样顺利。

在彝族人的观念中，"锯骨开脑"是不可思议的事情，他们渴望得到最好的治疗，但当关乎自己孩子时，他们犹豫、彷徨。彻底打开工作局面的是一个彝族男孩，他双眼视力减退，发育迟缓，头颅磁共振显示巨大颅咽管瘤。我们反复与家属进行了深入交谈后，终于取得他们的信任，并顺利地施行了手术。术后，当孩子轻声说"我眼睛看东西清楚了"的时候，我们是如此欢欣，这扇"锯骨开脑"的大门终于在彝族同胞面前打开了。

2005 年，我们九院和楚雄州医院成立了神经外科协作中心，由此，开始对当地医疗技术的支撑和培训工作，上海第二医科大学举办了 2 批楚雄地区卫生系统干部培训班，九院神经外科接收了楚雄州医院 3 批次医生和护士的专业进修培训，并派遣 1 名医生在楚雄州医院短期工作。

"希望之链"的公益项目早已落下帷幕，但是，我们的协作如网上交流、实地会诊等还在继续。截至 2018 年，九院神经外科为当地患者共施行了 200 多例手术。在我们心中，助医的本质体现了人类文明真正的价值，那就是关爱，把我们的善良、大爱精神传递下去，让社会充满爱，让健康伴我们同行。

我们九院人永远不会忘记自己的使命，融于社会，做推动时代进步的参与者，用医学的力量和奉献精神，把党的关爱播撒到民众之中。如今，在新冠战役中，我们任重道远，更加感受到身为中国人、又生在这个伟大时代是多么荣幸和自豪。

指尖上的营养

上海市肺科医院　戚之燕

突如其来的疫情，对医疗服务和应急反应能力提出了更高的要求。在党中央的坚强领导以及全社会的共同努力下，新冠疫情防控形势持续向好。

共产党员应深知学思践悟是做好任何工作的重要方法。随着"健康中国2030规划纲要"的贯彻落实，"互联网+营养健康"服务全面推行，"信息惠民服务"的开展，以医院为载体打造全新"互联网+营养健康，医院+家庭(H-to-H)"管理模式在医院中的应用也越发广泛。对此，作为药剂营养联合支部的书记，陈薇在科内党小组会议上提出：要坚持"全心全意为人民服务"的宗旨，以患者的需求为导向，认真对待和解决患者实际面临的问题，要以新的服务质量，规划工作新局面。结合本科室实际工作内容，当务之急应该把推行"智慧健康宣教、智慧家庭服务"落实到位。

丁芹同志在平时的随访中发现：当配膳员未与患者形成交互行为时患者会存在错失点餐的情况；患者术后需要更加个体化的全面营养指导；因疫情原因，家属无法送餐到医院等问题。讨论认为，传统的点餐模式过程繁琐、膳食实际匹配容易出现差错、患者点餐存根存在保管不便等情况，在实操过程中不具有便捷性，出现"一人住院全家忙活"的现象。科内讨论后，一致同意开展"无接触扫码点菜，全方位精准服务"的项目。

方案从2020年10月开始筹备，从流程图及易拉宝定制，到护士培训并模拟引导患者微信点餐，再到营养师模拟对患者进行营养宣教，每一步都凝结了医护人员的辛勤付出。通过多个科室3个月的积极配合，2021年1月结核病区作为试点启动微信点餐系统。在筹备、预演、正式上线这些过程中遇到了许多困难，但是"我们是党员，是有理想的人，有目标的人。目标既定，我们就要朝着这个方向去努力"这一理念始终支撑着大家。在2个多月一次次碰撞与改进之下，"无接触扫码点餐"这一项目得以充分完善。2021年3月，全院所有病区均推行微信点餐系统。项目的落实，推进了智慧医院的建设，大幅度提升了患者点餐的便捷性，从而做到人员点餐不聚集，餐食配送无接触，提升了医疗服务水平，改善了医疗质量，优化了医院流程，提升了患者就医体验。

线上医疗服务的顺利进行大大鼓舞了每一位党员。与此同时，"医院智慧营养教育与服务发展项目"也在紧锣密鼓地进行。戚之燕同志发现微信订餐自带的营养宣教功能，可推送个性化、专业化的营养宣教文章，为患者科普营养知识、答疑解惑，可以最大化地利用医院优质医疗资源。"线上科普"不仅让患者足不出户即可对接医疗专家，而且能有效缓解百姓对疾病的顾虑。于是科室党员小组开展缜密细致的咨询沟通工作，做到问情于民、问实于民、问需于民、问计于民。大家团结协作，掌握新情况、采取新举措、总结新经验、解决新问题，以扎实圆满的成果来检验我们努力的效果。

随着《医院智慧服务分级评估标准体系（试行）》要求的有效落地，基础营养服务智能化、疾病营养服务精准化、院内院外服务连续化、专业营养内容通俗化、人工和智能服务一体化全面实施，各位医务人员始终牢记建立平台的初衷，充分发挥在职党员在医疗知识、健康宣教、服务住院患者、专业防疫知识、及时辟谣等各方面的专业专长，让更多患者便捷地得到了专业医学营养服务，提升了营养科室品牌影响力和医院智慧医疗服务水平。

彩云之南的沪滇情深

上海市同济医院　谢壮丽

西双版纳的雨季就是这样，你永远猜不到下一刻是什么天气。我刚到西双版纳时，看到这边很多摩托车后座旁都绑着一条毛巾，不知道为什么。后来才知道，由于天气难以捉摸不时下雨，大家只好这样，随时擦掉座位上的雨水。

西双版纳傣族自治州位于云南省最南端。"西双"是傣语"十二"的意思，"版纳"是指比县小一些的行政区域，"西双版纳"意为"十二个行政区"。当地老百姓也叫"十二个坝子"。古代傣语为"勐巴拉娜西"，意思是"理想而神奇的乐土"，这里以神奇的热带雨林、自然景观和少数民族风情而闻名于世。

我所去的景洪市人民医院是一所二级甲等综合性公立医院，国家级和省级县级公立医院综合改革试点医院，是国家卫生计生委确定的全国全面提升县级医院综合能力第一阶段 500 家县级医院之一。

从我们踏上这片土地的那一刻起就感受到了西双版纳人民的热情。刚进入医院，院领导就带着我把医院的整体环境及布局熟悉了一遍。医院分为两个部分，门急诊及辅助科室在嘎兰中路的东北面；住院部、行政楼及单身宿舍楼在嘎兰中路的西南面。门急诊和住院部靠一个横跨马路三层楼高的空中长廊连接。我住在院内的单身宿舍楼里，医院安排得很周到，各种生活用品，一应俱全。

根据我将要开展的一些项目，医院安排了相关部门领导分别跟我进行座谈，并特别地同病理科科主任、B 超科科主任进行了接洽。每周五个工作日中有两天我负责内二科病区的疑难及危重病例查房，另外三天我负责上海专家门诊的工作。这里的内科病区除了内分泌代谢科外还有其他内科的病人，我重点查内分泌代谢科的病人。入科第一天我就进行了查房，有甲状腺功能亢进症合并肝功能受损的，有糖尿病酮症酸中毒失代偿期的，有痛风急性发作的，除此之外还有上消化道出血和脑梗塞的。甚至内一科病区刚收治了一个亚急性甲状腺炎的病人也叫我去帮忙看一下，所以有时候我要查两个病区的病人。在门诊碰到很多糖尿病、甲状腺功能亢进症、甲状腺结节的病人，他们都是看了医院对我的宣传而来的。他们对上海医生非常信任，看病结束了还问我在景洪待多久，所以有些病人我会给他们留我的联系方式，以便日后随访。初来乍到的这一周，让我充分感受到医院对我的重视，患者对我的信任，这片土地对我的接纳。

工作之余，我也会想念远在千里之外的家人。记得在六一儿童节那天中午，我跟我家大宝微信语音聊天。听到儿子稚嫩声音的瞬间，眼泪禁不住夺眶而出，我强忍住泪水，给儿子发去节日祝福和嘱托。但是话出一半泪水仍然不能自控，我努力调整情绪后把未说完的话赶紧说完，匆匆道别就挂了电话。实在不想让儿子听到我的哽咽声。然后我发文字过去，告诉爱人我控制不住流泪了。结果我爱人跟我说，儿子现在能识很多字了，刚刚发过去的内容儿子都看到了，他不想跟我再说了。他说，要是再跟爸爸聊天，爸爸又要难过了。瞬间，刚刚擦干的眼泪又如雨下。那一刻，我真的觉得儿子长大了。我们家二宝当时 30 个月不到，很多事情还不知道怎么回事。晚上空下来跟二宝视频，他在电话那头总问我："爸爸，你什么时候下班，你下班回来记得给我买'呀！土豆'（一种膨化食品）噢！"，说完就跑开自己去玩了。他还小，应该不知道这次爸爸要上 6 个月的班才能回家了。虽然远离家人，但我能感受到他们对我援滇工作的理解与支持，我要圆满完成这次任务，回去后给家人们讲述西双版纳的故事。

·岁月流金·

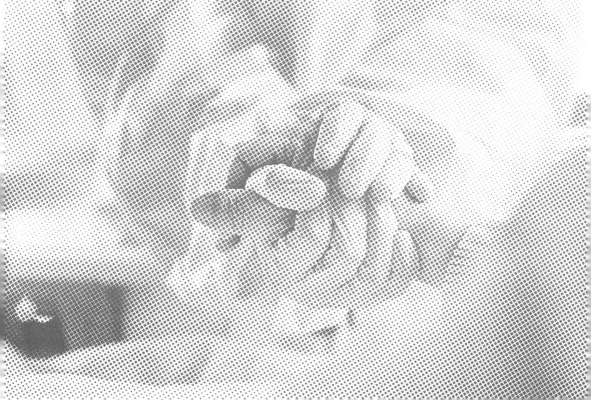

从医七十载，初心依旧

中国福利会国际和平妇幼保健院　李国维　口述　王坚伟　高泳涛　整理

李国维，1920年9月生，1980年加入中国共产党，上海著名妇产科专家。1944年圣约翰大学医学院毕业后，先后在中国红十字会总院（华山医院的前身）、仁济医院、新华医院工作，1963年进入中国福利会国际和平妇幼保健院工作直至1991年退休。求学伊始，他主修西医，后为响应国家号召，师从中医专家陈大年。曾任中国福利会国际和平妇幼保健院副院长等，一生致力于妇产科疾病的中西医结合治疗和妇产科人才的培养。曾担任中国中西医结合学会妇科专业委员会理事，上海市中医药学会理事，上海市中西医结合学会妇科专业委员会委员，上海市中医妇科医疗协作中心顾问，参与编写出版《妇女保健学》《临床妇科学》《外妇科再次手术学》等书籍。

"李老，从您的简历中我们了解到您出生在广东，后来是怎么到上海来求学，并走上医学之路的呢？"

"我少年时代跟随父母移居到香港，当时在租借地的香港，华人是被人歧视的'三等公民'。那时的我就感受到没有强大的祖国，就没有民族的尊严和地位，只有国强，才能民安。

我们家中原本有兄弟姐妹6人，后来两个年幼的兄弟生了病，虽不是什么大病，但由于当时医疗条件差，缺少药物，最终没有抢救过来。这促使我在中学毕业选择继续深造的专业时，选择了治病救人的医学道路，报考了上海的圣约翰大学医学院学习西医，并在那里打下了扎实的英语基础，也将悬壶济世作为自己毕生的事业。"说起青年时代的学医之路，李老还是记忆犹新。

"您出生在解放前，大学接受的是教会学校的教育，在1980年时加入了中国共产党。您是什么时候开始转变为一名共产主义者的？"

"这个还是要从我的青年时代说起，我曾听我父亲讲，解放前，当时的国民党常常搜刮民脂民膏，巧立名目乱收税，竟然收了农民120年的税，实在是令人气愤。当上海解放时，我亲眼目睹了解放军不扰民，睡在街边的情景，让我对中国共产党'全心为民'的执政形象记忆深刻。自那时起，我就在心底种下了一颗加入中国共产党的种子。

1963年，时任中国福利会国际和平妇幼保健院的王文瑞书记把我引进到医院。中国福利会国际和平妇幼保健院是由新中国缔造者之一、国家名誉主席、中国福利会创始人宋庆龄先生亲自创办的妇幼专科医院，王文瑞书记、张佩珠院长等党员干部全心全意为妇女儿童健康服务的工作精神、一切'以医院为家、以患者为重'的工作态度深深打动了我。在这种工作氛围下，我自然而然地会不断以这些党员的标准来要求自己、激励自己。由于担心自己不是无产阶级出生，而且从未参加过革命，不知党是否会接受我，所以我只能一直将入党的想法藏在心里。直到1980年，有一次王文瑞书记前来关心我的思想情况，我才吐露了入党心声。我记得非常清楚，当听到我有入党愿望时，王文瑞书记高兴地说：组织上就在等你的这句话，我来做你的入党介绍人！就这样，那年60岁的我终于实现了最大的人生愿望。"

入党40多年来，李老始终以一名共产党员的标准严格要求自己，即使年过百岁，还是坚持每次乘坐地铁来参加组织生活。有时，同事和家人都担心他的身体情况，建议不要参加了，支部可以上门来向他传达会议精神。但他总是坚定地说："同事们工作都很忙，不要为了我一个人浪费大家的时间。我现在身体可以承受，就一定要来参加，这是一名党员应该履行的基本义务。"

"您是百岁老人，您经历了新中国成立至今的各个年代，您学西医出身，却在中西医治疗上屡有建树，摸索出一套有效的中西医结合治疗宫外孕的方法，在上海进行了推广，既发展了祖国医学，又为患者提供了多样化的治疗手段。作为一名老党员，您践行了学以致用，健康为民的使命，您是怎么做到的？"

听我们这么一问，精神矍铄而一贯亲切和蔼的李老表情略微严肃地回答："因为听党的话，办党的事，一直就是我不变的信念。"

"1956年，为了响应国家'西医也要学中医'的号召，我听从组织的安排，积极学习中医，学成后将中医的理论和西医的实践有效地结合起来。为了进一步探索中西医结合治疗，在参加了外省市的中医治疗急腹症和宫外孕的学习班后，在医院领导的大力支持下，我开始尝试中西医结合运用于宫外孕的诊治，并获得了成功。不久，我们医院的中西医结合治疗在上海获得了一定声誉，受上海市卫生局委托举办了学习班，培训了来自全国各地的许多医生。'瘀血不去，新血不生'活血和止血的双向作用，正是体现了中医的微妙，也是中医治疗疾病获得成功的理论基础。"回忆起当时的医疗故事，李老至今如数家珍。

李老与人为善，淡泊名利，朴实谦逊的品行为大家所称道。虽然已过百岁高龄，他仍耳清目明，精神矍铄，坚持每周一个半天的出诊。精湛的医术、亲切平和的人医风范让患者中有着很高的声誉，深得患者的敬重与信赖。有的病人已经是他几年甚至十几年的"老"病人了。每次来门诊她们总是说："我们只要看看李医生，毛病就好了一半。他的行医理念、他的养生之道，让我们很受用。"

于是我们问"李老，您不在家里颐养天年，为何还要坚持出诊？是什么信念支撑着您？"

李老微微一笑："我始终以'给别人看好病就是好医生的理念作为行医准则。'我的医术是党和人民给的，只要病人需要我，我就愿意为他们奉献一份光和热！"

俯首为患者，敢为天下先

上海市第十人民医院　高鹏

　　20世纪80年代的报纸，曾报道了上海十院（时上海铁路局中心医院）眼科郑一仁主任和他的人工角膜研究团队的重大成果："通过人工角膜和异体角膜复合移植术，使九名盲人重见光明"。

　　报道写到："克服人工角膜的并发症，是国外医学专家研究的尖端课题，也是郑一仁和人工角膜研究小组同志们要攻克的难题。为此他们做了大量尝试"，先后"寻找、试用了多种材料"，在"工人和技术人员的大力协助下，设计制成六种埋藏式人工角膜片型，做了170多只兔眼手术观察，积累了丰富的经验，使设想变成了现实"。团队"自1964年开展人工角膜的研究，1969年用于临床"，经过不断积累和改进，该技术应用于临床后取得满意效果，已使九名盲人重见光明，且"视觉良好，无阻碍视觉的并发症"。团队的创新研究和严谨工作"为使我国人工角膜技术达到国际先进水平，迈出了新的一步"。

　　除了开创"人工角膜移植技术"这一着眼于"攻克致盲性眼病"的技术以外，以郑一仁教授为首的眼科团队还深入工厂基层和生产一线，以发现和解决职工们在生产劳动中遇到的实际问题："自动洗眼器"和"轻便式角膜显微镜"先后在他手中诞生，这些设备不仅在铁路系统内广泛使用，还推广到纺织等其他生产系统。为此，他获得了上海铁路总局的先进工作者和1954年上海市劳动模范荣誉称号。他们的勇于开拓和踏实工作结出了累累硕果：1978年人工角膜移植术获得国家重大贡献奖；1988年《封闭式人工角膜的研制和临床应用》获国家科委发明三等奖；1994年《角膜放射状切开术和后巩膜加固术治疗近视眼临床研究》获铁道部科技进步三等奖；1995年《水凝胶人工晶状体的研制和临床应用》获铁道部科技进步二等奖……

在那个物质匮乏、信息闭塞和各项技术相对落后的年代，十院眼科成员牢记党中央号召，从群众中来，到群众中去，解决群众和患者的实际问题。他们不畏艰难，敢于创新，"敢为天下先"；他们勇于承担起时代赋予的职责，既志存高远而心怀远方，立志于攻克重大致盲性眼病，又脚踏实地而深入基层，解决一线基层职工的实际困扰。通过踏实而严谨的工作，大胆设想，小心求证，步步积累，最终把梦想变成现实。

历史的车轮行驶到21世纪20年代，已是建党百年。技术的革新和信息化的爆炸式发展极大推动了医学发展，改变了医疗模式和面貌，眼科的新理念、新技术和新设备也是层出不穷。在时代进步和技术革新的浪潮中，十院眼科党支部作为一个战斗堡垒，在一代代科主任和党支部书记的引领下，在一辈辈医护人员的努力下，秉持着"敢为天下先"这一优良传统，勇做时代的弄潮儿，不断创造出一个又一个纪录：上海公立医院眼科第一台全飞秒激光手术设备临床应用；"雷珠单抗"上海医保第一针；上海第一家应用"术中OCT导航技术"开展精准黄斑手术……众多个"不经意"间的"第一"，展现了十院眼科人的锐意进取和勇于创新，体现出了十院眼科"旗手"和科室领导班子的智慧，也凝聚了十院眼科员工的努力和付出。

十院眼科日间手术中心的建立，更是"敢为天下先"这一创新精神和优良传承的集中体现：时代发展带来了眼科技术福利，也对当前的眼科诊疗模式提出了挑战。如何在保证医疗质量的同时，提高医疗效率和降低医疗成本，实实在在减轻患者的经济负担、缩短住院时间和提升就医体验，是众多医疗管理者面临的问题和工作中的瓶颈。现任十院眼科主任——王方主任高瞻远瞩，把目光聚焦在"日间手术中心"这一先进医疗模式上，通过打造"一站式、医护技一体化"工作平台以及以病种为单位诊疗"套包"的信息化和流程化，建立了上海首家眼科日间手术中心。通过高超的手术技术和高性能的手术设备，让眼科手术过程变得越来越平稳、安全和快速恢复；通过环境设置改造和流程优化设计，使得围手术期的诊断和检查90%是在本科室完成，患者不需要在医院内来回穿梭，可实现当天检查、当天手术、当天离院的"一站式"诊疗方案。仅日间手术中心运行的第一年，科室的手术量增长了21.7%，为患者节省了72.4%的非手术相关费用，术前平均等待时间从原来的1.3天缩短至0.06天，平均住院日由2.5天缩短至4-6小时……由此，十院眼科步入了一个新的历史发展阶段。

《道德经》有云："不敢为天下先，故能成其长。"说的是"保守以固本，缓缓而求存"。党员的职责在于"为人民服务"，医者的使命在于，"解决病家所需，匹夫有责；解决时代难题，舍我其谁"。十院眼科党支部自创立以来，一直秉持着"敢为天下先"的勇敢创新精神和踏实严谨的工作作风，在历任领导的引领下，创造出一个又一个佳绩。"人事有代谢,往来成古今"，在这一精神的宝贵传承下，十院眼科支部将继往开来，不忘初心，脚踏实地，继续不断地开拓进取！

重视学科发展，提高肺癌疗效

上海市肺科医院　徐静静

亲善的笑容，谦逊有礼的举止，是我对上海市肺科医院肿瘤科科主任，也是肿瘤科党支部书记周彩存教授的初识印象。而在建党百年之际，我有幸走进了周教授的"肺癌探究之路"。

尽管医学技术迅猛发展，面对癌症，我们依然觉得苍白无力，谈癌色变。因为，它夺去了我们强健的体魄，影响了我们的家庭、事业和生活，让原本绚烂的人生蒙上了一层厚厚的雾霾，一切变得虚幻飘渺。而我们的驱雾使者周彩存教授，却为众多的肺癌患者带去了希望之光。

周彩存教授说："在我国，肺癌不管男女，它的发病率和死亡率还在上升。尽管肺癌很常见，但并不像我们想象的那么残酷。跟其它疾病相比，肺癌可防可治。定期筛查，早期诊断，积极治疗很重要。尤其是早期肺癌，可以通过微创手术实现治愈，连放疗、化疗都不需要。就算是晚期肺癌也并不意味着等死，通过精准治疗，大概有20%-30%的患者可以活过5年，而100%的早期患者可以活过5年，这是非常了不起的事情。"

医者大爱，作为肿瘤科党支部的书记、科主任，周彩存主任带领着他的团队始终坚持奋战在临床一线。一位党员就是一面旗帜。周主任用他的坚毅，锲而不舍，在肺癌诊治的道路上不断创新，在他的言传身教下，肿瘤科支部的医生们为了能让患者早出诊断结果，早用药，加班加点做穿刺检查已是常态，他们更是只有上班时间，没有下班时间。但他们却从没抱怨过。在优化肺癌诊疗策略和管理路径上，周彩存教授最有发言权。他带领的团队在国内建立并完善了肺癌小标本获取方法及分子分型快速检测路径，在上海市肺科医院就诊的肺癌患者，从初诊到初步确立治疗方案仅需4个工作日。若在其他医院，甚至欧美国家，这段时间通常会被延长，有的甚至需要2周或者更长。从实验室建立、团队完善、人员培训到流程改进等，这个被称为肺癌"中国速度"的探索，他带领团队用了约十年才成熟健全。这项工作也因此荣获2017年度中国抗癌协会科技奖一等奖。取材快、出结果快、技术先进、团队合作流畅是达到这一速度的几大关键因素。

在我工作的这十几年时间，我亲眼见证了肺癌治疗的快速发展和精准化治疗，病人的副反应也小了，抱着脸盆吐的时代已成为过去。就如周彩存教授说的："我最初当医生的时候，苦于没有好的治疗药物，眼看着患者被病痛折磨，痛苦而终，甚至看到了有些极端的个例，因为忍受不了疾病的痛苦而自杀。现在，我们的治疗方法就多了，疗效更好了，患者对治疗的依从性也提高了。以前我们不敢说有多少晚期肺癌患者能活过5年，活过1-2年就不错了，现在越来越多的患者能活过2年、3年、4年、5年，活的时间越来越长。所以说，肺癌的治疗进步很多，希望所有的患者都能接受好的治疗策略，把疗效好的药物用上去，避免疾病的痛苦，让所有的患者都能有机会活下去，并且活长，这是我们医生的希望。"

周彩存教授认为："病人很多，靠一个人的力量是看不过来的。虽然晚期精准化治疗疗效较好，但肺癌的预防和筛查更为重要。发现哪些病灶是早期肺癌，这个对基层医生有难度。很多基层医生不具备这个能力，所以我们要教育基层医生，这个事是重要的。"2019年周教授规划了一项重点工作，推进"绿肺计划"到100个地市级和县级医院，给这些医院的医生传授如何标准化治疗肺癌。同时，通过一档定期更新的网络节目"肺癌直播间"，向全国的医生传播最新的知识，讨论多学科治疗方法。"肺癌公开课"是给大众看的，涉及肿瘤的临床表现、发病机制、分子表现等。在周教授的大力推动下，全国有100多个专家将会参与这个公开课。

在新时代卫生事业的发展中，我们应"不忘初心、牢记使命"。以周彩存主任这样的优秀共产党员为榜样，在自己的工作岗位上踏实工作，不断总结和创新，为祖国卫生事业的发展尽上自己的绵薄之力！

病理科的精微工作

上海市肺科医院　董正伟

肺癌是世界范围内发病率和死亡率最高的恶性肿瘤，其中，肺腺癌是肺癌中最常见的组织学类型，约占50%-60%。外科手术切除是治疗肺腺癌最有效的治疗方式，而精准微创手术切除必须依赖于术中快速冰冻病理诊断结果。冰冻病理V1.0时代主要判断该病变良恶性问题。然而，随着微创外科的发展，切除范围较小的亚肺叶切应用越来越广泛，因此冰冻病理V2.0主要解决如何精准识别低危型肺腺癌群体，包括原位腺癌（AIS）、微浸润性腺癌（MIA）和贴壁为主型腺癌。团队发起术中冰冻诊断贴壁型肺癌的系列研究，使诊断准确率由欧美国家的65%提高到我们的95%，使贴壁样腺癌的术中诊断成为病理科常规检查，使得15%早期肺癌患者获得亚叶切切除机会从而保存更多的肺功能。证据表明，不含病理高危因素的浸润性腺癌是亚肺叶切除的适宜群体。因此，冰冻病理V3.0核心内容是在术中识别出病理高危因素，避免切除范围不足。团队聚焦于微乳头、气腔播散（STAS）、胸膜侵犯（VPI）、脉管侵犯等病理高危因素开展系列研究，成功建立外科-病理术中冰冻高危因素诊疗体系。团队建立了肺癌冰冻病理V3.0诊疗策略，并成功应用于临床实践，为精准外科手术的开展提供重要保障，使患者获得最大程度手术受益。

我们团队不仅在早期肺癌患者的术中冰冻精准诊疗上进行了探索，对于晚期失去手术机会的肺癌患者我们同样利用细胞学微创标本为其提供精准、快速的病理诊断，并在此基础上建立了可供推广的非小细胞肺癌液基细胞样本肿瘤细胞质量评估指标，该项目推动了液基细胞样本在分子检测中的充分、合理、规范应用，为非小细胞肺癌晚期患者提供精准分子诊断，从而指导临床靶向治疗。相关模式已在我院病理科常规开展，累计已有数以万计的患者从中获益。该评估模式得到兄弟医院的高度评价及同行的广泛认可。通过该诊断模式，患者从入院到临床医师给出治疗方案仅需2天时间，大大缩短了患者等待时间，在肺癌诊疗领域创造了令人惊讶的"中国速度"。

术中冰冻精准的病理诊断给临床、患者、社会带来巨大的收益，患者可以保存更多的肺功能，围手术期恢复更快，术后生活质量更高。同时，精准术中诊断缩短了手术时间，加快床位周转，降低医疗费用。细胞学标本快速的诊断和分子检测标准的建立为晚期肺癌患者的个性化治疗保驾护航。患者对我们的肯定就是我们最大的动力。

病毒来势汹汹，白衣天使逆风而行，众志成城，幕后的病理医务人员面对癌细胞的肆虐同样用执着和坚持诠释着医务人员的"不改初心"。

走在新世纪的征途上，面临科技发展的浪潮，面对知识经济的挑战，创新和钻研显得如此地重要。犹记得从"十一五"开年的2006年，肺科医院病理科的日均手术冰冻量仅为个位数，到如今"十四五"开头之年的2021年，日均手术冰冻量已经翻了10倍，免疫组化指标的数量也增加了20余个，更新增了病理分子检测这个有力的辅助诊断工具。作为千千万万社会主义事业建设者中的一个医学小团队，我们更需要培养良好品德、发扬创新精神，更好地为党服务，为祖国服务，为人民服务。让中华民族拥有更加美好、更加辉煌的明天!

医心向党，心怀梦想，不负韶华，不惧未来。

守正创新 呵护肾脏

复旦大学附属中山医院　丁小强

复旦大学附属中山医院建院之初即开展肾脏疾病的诊治工作，1973年正式建科，由我国著名肾脏病学家廖履坦教授担任主任。

目前中山医院已拥有上海市肾脏疾病临床医学中心、上海市肾病透析研究所和上海市肾脏疾病与血液净化重点实验室，成为我国肾病领域医教研和人才培养的重要基地，危重肾脏病救治和科研创新的重要中心。五代人始终秉持中山医院"一切为了病人"的宗旨，使得尿毒症甚至完全无尿的患者能够依赖透析得到长期生存，最长存活达到37年，创造了我国之最。挽救的往往不仅是一条生命，而是一个家庭，能够让一名母亲或父亲有机会继续陪伴他们的子女，看着他们成长，同时也享受着天伦之乐。

从1956年成功研制我国第一个血液透析器到1973年的国内首台血液透析机，再到现在的肾脏危急重症快速反应团队和床旁透析CRRT绿色通道，都体现了我们科创新驱动发展这一鲜明特征。

我1986年进入中山肾内科，1999年任肾内科主任。我们血液净化学科和技术的发展始终秉持守正创新的理念。1980年代我们在国内首先开展床旁CRRT治疗，也就是连续不断的肾脏透析治疗。之后又率先开展了包括日间床旁CRRT治疗、目标导向性CRRT和多脏器体外循环支持等一系列血液净化先进技术应用。近年来，随着分级诊疗制度的不断完善，我院救治危重症患者的数量不断增长，对CRRT治疗需求也随之上升。面对新挑战，我们建立了由总值班、骨干医生、高年护士和透析工程师组成的肾脏危急重症快速反应团队和CRRT绿色通道，不仅为全院各学科提供及时高质量的肾脏专科会诊，而且为全院危急重症救治提供重要支持。在团队成员和相关临床科室的积极配合下，目前CRRT从决策到实施能够确保在2小时内完成，达到国际领先水平。不仅有力地支持各个兄弟科室的医疗工作，而且为全院的医疗安全和质量提供保障，构建了具有中山医院特色的肾脏病危急重症诊治的新模式，相关经验和技术标准已被国际急性透析质量倡议等权威学术组织写入指南并推荐。

如何更好地为患者服务，是我一直思考的问题。服务的方式和理念不仅要紧跟时代的发展，而且要根据新形势和新挑战作好研判和准备。人民的获得感、幸福感、安全感都离不开健康，中山肾内科的发展始终坚守"从患者出发，呵护每一个肾脏"这一初心，而勇于突破、敢于探索不断取得的成果是源于我们把保卫人民健康、实现健康中国的使命始终扛在肩上。

百年奋斗，初心弥坚。今年我们将迎来党的百年华诞，在两个100年的历史交汇期，在全面开启建设现代化国家的开局之年，我们中山肾内科也将在新的起点上，凝心聚力为"全面推进健康中国建设"不断做出新贡献。

画好肝癌放疗美图

复旦大学附属中山医院　曾昭冲

1989年,我考取肝癌研究所汤钊猷院士的研究生，1992年毕业后留在肝癌研究所工作。当时汤院士深深感到，肝癌治疗效果要提高，需要放射治疗在内的综合治疗，肝癌放疗是一张白纸，好写好画最新最美的图画。我知道汤院士的心思，作为肝癌所党小组组长的我，毫不犹豫地接受这一使命，从此，我走进了放射治疗这一充满挑战的领域。

1994年我到美国学习,我不忘使命,紧扣肝癌放疗作文章,用细胞试验证实肝细胞癌是放疗敏感肿瘤。留美期间所见所闻，让我更加坚信只有共产党才能救中国，我的事业就在中国。1996年中山医院组建放疗科，我提前回国。在肝癌所全体医生的支持下，比较不同病期肝癌患者接受与不接受放疗的生存差异，最后得出原发性肝癌患者无论肿瘤位于何处,放射治疗都有生存获益，发表在国内外多家杂志，并被国际肝癌诊疗指南引用。

2011年，我院购买了世界上最先进的放疗设备——螺旋断层放疗系统，这是一种以图像引导的调强放疗，射线能精准聚焦到肿瘤。我带领团队经过数年的探索，最早把图像引导下的调强放疗引入肝癌治疗。总结小肝癌的立体定向放疗，比较了大肝癌、门静脉癌栓、肝门区淋巴结转移、肝癌骨转移患者，发现图像引导下的放疗显著提高肝癌患者的生存期，并发表在国际知名医学刊物上。

我们还以肝癌放疗为切入点，研究放射性肝损伤的分子机制，我们团队先后获得十四项国家自然科学基金课题。我们团队的研究成果占了肝癌放疗进展历程的半壁江山。我们科室里大部分都是共产党员，加班加点从不计较，我们心往一处想劲往一处使，不计较个人得失，只想着为科室发展献策出力。

老一辈中山人的"一切为了病人"的中山精神和严谨求实、不断创新的钻研精神,始终鼓舞着我要不忘初心,把攻克肝癌治疗瓶颈作为科室和个人的目标,砥砺前行。

一路走来,我坚信在党的领导下,必然能够走出我们自身特色符合国情的发展之路。在党的带领下,必将实现中国梦,实现中华民族的伟大复兴!

全国一流检验科

复旦大学附属中山医院　潘柏申

26年前，在美国已留学5年的我收到了杨秉辉院长亲笔信，信中主要表达的就是7个字"中山检验需要你"。读完来信我内心澎湃，心中对祖国的思念、医学的情怀，一下子都涌现出来，突然觉得肩膀上的担子重了。我想我必须要回去。

回到中山后，当时的检验科在人员、设备、技术、质量方面都与同行相差甚远。要从这样的现状开始，将检验科建成我心目中一流的科室，真的很困难，但我不服输。作为恢复高考的第一届大学生，我深知机遇的珍贵和知识的重要。

那时，我几乎每天都泡在科室，除了动脑筋从现有的基础上加以改进外，每月阅读的英文文献有50多篇，学习最前沿的理念和技术，应用到科室工作中。在大家的共同努力下，2009年科室作为上海市首家ISO 15189认证实验室，整个管理体系更精细化、规范化、标准化、制度化。2010年获得了首批国家临床重点专科建设项目，科室有了更多的发展契机，2014年起连续5年在中国医院专科声誉排行榜位列前五，2019年排名第四，中山检验科达到全国一流检验水平。我个人也先后担任了上海医学会检验医学分会主任委员；中华医学会检验医学分会副主任委员和主任委员；《中华检验医学杂志》总编辑等重要学术职务。

平时大家背后都说我是个不满足于现状的人，1999年初步建成检验科信息系统（LIS），2000年检验报告单从手工填写改为全部计算机打印，检测项目逐步增加到近500项，检测速度不断加快，生化项目从一天逐步缩短到2小时，免疫项目从两天逐步缩短到4小时。2005年我们科室逐步采用真空采血管替代玻璃管。2006年从门诊开始启用无纸化信息系统。这些举措的实施身边也有很多反对声，毕竟要改变旧习惯是不容易的，但从现在看来这一切都是正确的。检验科的发展就是要"求变求新"，低头拉车不可或缺，要脚踏实地工作，但更要把眼光放远一点，聚焦临床需求，高新技术在中山检验科落地开花，分子诊断、质谱分析、大数据等创新平台推陈出新，应用至临床、服务于民众。

作为一名有33年党龄的老党员，我觉得中山精神"一切以病人为中心"，是要把患者当作自己的亲人，"每个检测数据的背后，都是患者鲜活的生命"。中山检验的"准——不断提高检验质量；快——不断提升检测速度；好——不断改善服务态度；新——不断应用先进技术"的理念，推动我们不断提升中山检验优质服务的品牌力。

我觉得应该瞄准国内外先进水平，朝着更好明天不断创新和发展。如何在新的发展时期，实现我们医学检验新的跨越，如何不断推进，不断完善，适应我们检验未来趋势，是我一直思考的。中山检验要在全国保持领先水平，传承、创新、发展是我们应该坚持和努力的。

陈灏珠院士的冠心病诊治创新之路

复旦大学附属中山医院　周俊

陈灏珠院士是我院终身荣誉教授和上海市心血管病研究所名誉所长。他是首位当选中国工程院院士的心血管内科专家，被誉为中国心血管病侵入性诊治法奠基人。

冠心病在许多发达国家是第一位的人口死亡原因，但在60多年前，冠心病在我国发生还很少见。1949年，陈灏珠从国立中正医学院毕业，留在中山医院开始住院医师工作，在陶寿淇等教授的指导下，通过学习和实践，陈灏珠敏锐地意识到我国心脏病的发病情况有随人民生活和卫生条件的改善而逐渐与发达国家接近的趋势。此后的半个多世纪，陈灏珠始终将冠心病的预防、诊断和治疗作为他研究工作的重点，作了大量开拓性的工作。

建国初期，我国医学界对冠心病的认识不深，对当今所用表达心肌因严重缺血而坏死的"心肌梗死"这一病名，仍沿用"冠状动脉血栓形成"来称谓。但年轻的陈灏珠认为冠脉血栓形成后并不都引起心肌坏死，1954年他在《中华内科杂志》发表论文，在国内首先提出用心肌梗死的病名，文章中他还首先报告了用心电图单极胸导联可以诊断和定位心肌梗死。

大多数冠心病患者并不发生心肌梗死，只根据症状和心电图诊断会引起误诊和漏诊。1958年，美国医学专家Sones开展了全球首例选择性冠状动脉造影，这种方法可以使医师清楚直观地看到患者冠脉内的病变特别是堵塞情况，因此被誉为诊断冠心病的"金标准"。由于当时特殊的历史时期，我国在这方面的探索几乎是空白。1972年中美关系破冰，陈灏珠即接到上海市重大科研任务，与第六人民医院合作开展这方面研究。这是一项具有挑战性的工作，当时的条件非常简陋，仅有两根同行从加拿大访问带回的心导管和一台固定球管的X线机。陈灏珠领导的科研小组为了让X线机实现不同角度的拍摄效果，他们用木板自制了可以沿纵轴旋转的"船型检查床"，在动物和离体心脏实验基础上又在尸体上开展实验。1973年4月23日，陈灏珠在中山医院心导管室为患者施行了国内第一例选择性冠状动脉造影。他仅用了一年时间，就出色完成了上级交给的任务。从此，我国冠心病的介入诊疗技术进入了一个腾飞的时期。凭借造影结果，心外科医师开展了冠脉搭桥手术，心内科医师开展了经皮冠脉介入手术，从而重建冠脉血流，解除患者病痛。

不过，陈灏珠在临床工作中发现选择性冠脉造影诊断仍有不足之处，即只能显示管腔的变化，而不能显示管壁的变化，在早期冠脉粥样硬化的病人中有时发现不了狭窄病变。他带领团队继续探索，1991年率先在国内报告血管腔内超声检查显示血管壁病变的实验研究工作，随后最早用于临床诊断冠脉粥样硬化。此后该项技术被迅速推广到全国。如今，血管腔内超声检查已越来越多地被应用于冠心病诊断和介入治疗的评价中。

冠心病是一个多种危险因素引起的疾病，血脂异常就是重要危险因素之一。从70年代起，陈灏珠一边在工厂农村开展冠心病的流行病学调查，一边进行大规模人群血脂含量研究，他坚持每10年做一次调查，迄今已进行5次，并率先发表了我国正常成年人群的血脂水平和变化趋势的论文，为我国冠心病的预防工作提供了参考。

虽然是一名西医，陈灏珠却是中国最早注重中西医结合治疗冠心病的医师，他早在60年代就首先发表中医学辨证论治冠心病和心肌梗死中医辨证分型的论文。他主持的相关课题还获得上海市重大科技成果奖和全国科学大会重大贡献奖。

几十年来陈灏珠针对冠心病的开拓性研究工作也促进了他医术的精益求精，经他成功治疗的冠心病患者不计其数，他还多次承担抢救来华访问患病外宾的任务。1975年4月他成功抢救突患急性心肌梗死的美国血吸虫病代表团副团长Paul Basch博士的事迹，更是在中美关系正常化过程中，为两国卫生界的互信产生了良好的影响。

陈灏珠最早撰写的著作是1962年出版的《心脏插管检查的临床应用》，极受当时从事心导管手术医生们的欢迎。1976年，陈灏珠被派到"五七干校"养猪场锻炼。他白天养猪，晚上就在宿舍灯下撰写该书的第二版——《心脏导管术的临床应用》。他把选择性冠状动脉造影等针对冠心病诊治技术的内容写入书中。这本书的发行，将许多中国的心血管内科医师引入了用心导管介入手术诊断和治疗冠心病的大门，至今仍得到同行们的称颂。2006年，他获得中华医学会颁发的中国介入心脏病学终生成就奖。

陈院士一生与"心"结缘，他的科研方向判断，是基于文献与现实调查相结合的前瞻性选择；他接受的很多科研任务，都是在中外交流并不顺畅的情况下自力更生完成；他的重要科研实践，是以临床一线的需要为出发点进行的不断钻研。他带领中山医院心血管病团队守正创新，开拓进取，用一座座不朽的学术丰碑表达对党和事业的热爱。

中山人永远缅怀陈灏珠院士！

勇挑重任不惧险，见微知著觅毒踪

上海市疾病预防控制中心病原生物检定所　庄源

2020年是我踏上工作岗位的第十个年头，这次与新冠疫情的不期而遇，无疑是对自我使命与信仰的一次洗礼，也又一次在战斗中对责任与担当有了更深切的认识。

我所工作的疾控中心病原生物检定所在疫情中反应迅速，动员给力——疫情伊始便由富有经验的部门领导亲自挂帅，带领技术骨干，在对新冠病原认识有限的情况下，摸着石头过河，一步一步尝试、探索、验证、优化检测方法与流程。随着检测量的迅速扩大，越来越多的年轻力量主动请缨、火线驰援补充到检测岗位，很快就在战斗中成长起来，成为了新的中坚力量。

能力越大，责任越大，要守住上海这样一座拥有二千几百万人口的超大型城市的公共卫生防线，检测工作容不得半点闪失。每个人都深知自己肩上这副担子的分量，对于每个检测结果都层层把关，确保万无一失。而在保持谨慎稳健的工作作风同时，我们又不断总结经验，提高着效率去承担越来越重要的工作任务。

在这里，上海市的首例确诊病例样本被检测确认，上海市第一株新冠病毒在这里被分离；在这里，面对上海市在高峰时承接的全国近半数入境航班，我们经受了严峻的考验，严防输入，守住了国门；在这里，我们紧急动员人力，高效配置物力，根据国家的要求，在短短几个月内建成了具备日检万份新冠核酸检测能力的公共卫生检测实验室……这就是我们的战场，每个人都为打赢这场战役而奋斗不止！

作为一名公共卫生实验室检测人员，从职业角度来看，疫情暴发之后，实验室新冠检测能力与检测量如火箭发射般提升，结合丝丝入扣的流行病学调查，细致入微的社区管理，饱和救援式的医疗救治……党和政府应对疫情的速度正是"中国速度"的另一种体现，让我又一次为之惊叹而又深感自豪。而支撑这种速度的是统一的领导、科学的认识、强大的国力，还有对党和政府充满信任、勇于献身、乐于奉献的无数党员和人民群众……这一切让我们取得了如此丰硕的抗疫成果。

而我自己作为千千万万能为这项事业做出贡献的党员中一分子，也为能与无数卫生工作者守望相助，齐心协力投入抗疫的事业中而感到骄傲。

师恩浩荡，教泽流芳

复旦大学附属妇产科医院　王海燕

借着一次午间分享会的机会，我有幸聆听了红房子医院几位杰出人物的成长故事。他们是李大金院长、李明清研究员、鹿欣主任、徐丛剑院长以及华克勤书记。

大金老师气场非常强，每次站在讲台上讲第一句话就能震慑住全场。他说，他的成长就是折腾，他喜欢折腾，而折腾折腾着，就有了如今的成就。原本立志成为一名协和医学院免疫学科的临床医生，最后却做了一名生殖免疫学的科学家，这当中就凭着一份执着，一种对科研工作的热爱，不停追逐着。我自2001年入校读博士认识大金老师，每次科研开题、结题、论文答辩，学生们最怕也最想见到的就是大金老师。他总是不留情面但又一针见血地指出科研中的问题，他最常说的一句话是：你的课题的创新点在哪里？这句话一直印在我的脑海里，在之后的科研经历中，我总要审视我的科研项目，创新点在哪里？有没有意义？正是因为大金老师的影响，我的科学研究也一直围绕着母胎免疫开展。他至今仍在折腾，正是因为这种折腾的精神，使得他的思维更加敏捷，洞见更加深刻，科研硕果一个接着一个。

李明清研究员是红房子医院在科学研究邻域中一颗冉冉升起的新星。尽管年轻，可她的科学研究成果却早已少有人可以匹敌了。这次分享会她分享自己申请国家发明专利的过程，娓娓道来，复杂的程序也一目了然。而我对她的了解远不止于此。作为研究生导师，她定期召开学生组会，即使在产假期间也不停歇。她科研思路广泛新颖、才思敏捷，学生们在科学研究中遇到的任何问题明清老师都能及时解决，从未令学生失望。尤其是学生们在科学研究中遇到了障碍，无路可走之时，她总能找出问题所在，或者提出新的方案，在她那里，没有解决不了的问题。从她那里，我明白了一个优秀合格的研究生导师的标准，并不断向她学习。

鹿欣主任汇报了她从硕士博士留学到红房子医院做一名临床医生的经历。她温文尔雅，可是做事一丝不苟，严谨认真。这一点在参加教学会议时我就深刻意识到。在医院教学会议开展前，妊娠教学小组先行试讲，原以为教学很简单，两小时就能结束，只要内容够流畅就可以。可是，从教师着装、PPT编辑、内容重点和难点普及到师生互动都一一得到细致的指导和纠正，而会议也足足进行了5个小时。5个小时下来，每一位老师的课都能成为一堂精品课。鹿主任给我的印象就是工作工作再工作，而她临床科研都独树一帜，国家级课题一个接着一个，滋养细胞疾病诊治水平在国内外都处于领先水平，令人望其项背。

徐丛剑院长的经历则告诉我们，不想当作家的内科医生不是一个好的妇产科院长。他在大学期间就展露出了与众不同的文学才华，一度怀疑过自己是否也应该弃医从文，幸运的是他及时收回了这个念头，否则红房子医院就少了一个好院长。医学院毕业后，一心想做一名内科医生的徐院长却成为了一名妇产科医生，是金子就会发光，不管在什么领域，才华都掩盖不住。徐院长站在讲台上，PPT不用翻页，侃侃而谈，信手拈来。会场的人总是聚精会神，生怕错过一句话漏过任何一个精彩的内容。无论什么内容的演讲，都能从他身上听出睿智和幽默，我们的研究生们每次听完他的讲课都被他深深吸引，变成他的粉丝，崇拜之情溢于言表。作为院长，工作繁忙，但他临床科研管理教书育人，每一样都亲历亲为、尽职尽责，发明专利、科学成果数不胜数，可是他说，他觉得自己还没那么好。人常说，越有成就越是谦虚，榜样就在身边。

党委书记华克勤的经历也让我感到敬佩。初到医院，华书记是临床院长。我在黄浦老院1号楼四楼会议室参加第一次岗前培训时见到了她，心里感叹，怎么会有这么美的女院长，如今算下来也有20年了。这20年间，红房子医院妇科微创蓬勃发展，从开始做腹腔镜下的全子宫切除到腹腔镜的广泛全子宫切除、宫颈广泛切除、瘤体减灭，到女性生殖道畸形手术治疗，红房子医院妇科微创手术已成为国内外先列，这一切，都是在华书记的带领下，在妇科部多位优秀专家的努力下，日益增进而达到的。近些年，在国际会议和国内会议上，华书记的团队所作的手术分享和科研成果也一次次令国内外学者吃惊和敬佩。每次在手术室见到华书记，我总会想，书记那么繁忙，党务工作那么多，临床工作那么忙，既要管理全院质控、又要开展临床项目，还要指导科学研究，同时坐专家门诊、还要上台手术，怎么做到的？而这些工作之余却不拉下每日的游泳健身，我们又有什么理由总是说自己没时间做事没时间锻炼呢？

像他们这样优秀红房子人，还有很多很多，他们都是我学习的榜样，也是我前行路上的老师。这里我还想谈谈我的导师归绥琪教授。

2001年，我有幸一路跟随归绥琪教授学习中西医结合妇科学临床和基础科研。归绥琪教授气质优雅，为人平和，从不曾批评学生、科室和下级医生，也从不与他人起争执，待患者更是如亲人，从不说一句重话。她总是兢兢业业，诚诚恳恳，门诊患者熙熙攘攘，挤满诊室，每一位她都亲自检查，耐心问诊，常常来不及吃午饭，一杯牛奶支撑大半天。她每次门诊都拎着重重的文件袋，里面是每一位患者的临床资料，她利用业余时间总结病历，回顾化验报告，查阅文献，为每一位患者制定个性化诊疗方案，即使非门诊时间也坚持免费给患者看病，指导诊疗，许许多多复发性流产、卵巢功能下降的高龄女性都在归绥琪教授的诊治下分娩了健康的宝宝，为一个又一个家庭带来了福音，带去了幸福。如今她已八十高龄，仍然继续学习，她说，学习是一辈子的事。跟着归老师，不但在科研上获得了她老人家的指导，在临床上获得了宝贵的经验，更重要的是她那一直孜孜不倦为学、勤勤恳恳为患者的工作态度和严谨的科研精神让我看到和濡染着老一辈中西医结合妇产科学者的大家风范。

如今，我已在红房子工作了近20年，未来路漫长，探索永无止境。

永葆初心

复旦大学附属妇产科医院　郑煜芳

我是 2007 年从耶鲁大学博士后回国的。当时已经在国外8年，在康奈尔大学医学院获得博士学位，在耶鲁大学从事了3年博士后工作后，我决定回国发展。各种机缘，使得我来到了复旦大学生命科学学院，做了一名研究型教师，当时被聘为副教授。刚刚来到复旦，我对于国内的学术科研环境等等都还非常不了解，正在经历回国后的第二次文化冲击。有幸那时候认识了钟扬教授，我有很多问题都去请教他，他自动承担了当时我这个年轻PI的mentor功能。

在钟老师的介绍下，我2008年就认识了我们红房子医院的徐丛剑教授。虽然我个人当时研究的是神经发育，跟徐老师的研究方向完全不同，但是钟老师给我的建议是，要拓展资源，开发合作，才能有更多机遇。于是我跟徐老师开始了一段近五年的合作工作，有幸这5年的合作产出了9篇SCI论文。2013 年之后我的科研开始更多聚焦在神经发育相关疾病方面，我跟徐老师的合作也告一段落。没有想到的是，2015 年又有新的机遇，医院引进了王红艳、赵世民、张锋三位大咖，我也跟着他们于 2016年3月正式加入了红房子大家庭，成为了红房子的一员。也许这就是钟扬老师那时候提到的"拓展未来的机遇"，一种缘分。来到红房子后，我个人于 2017 年底晋升了正高职称。到 2019年4月，我也成立了独立的课题组。而红房子医院这几年也在不断进步和发展，不断深入发展临床和科研结合的氛围。

2020年，医院党支部改组后，我也成了我们科研支部的组织委员。作为一名党龄不短的"老"党员，红房子党建工作的丰富多彩和生动活泼也让我大开眼界和获得了新的成长。

当了这些年的导师，越来越发现现在学生似乎很不成熟，往往需要全方位的指导和教育，从科研思维启迪到科研方法解惑，甚至到科研写作和英语的指导，再加上我们自己的各方面工作，很多时候导师们觉得压力山大。但是，作为一名导师，这些也是我们的职责所在。我们的位置跟我们的责任成正比，走得越远，职称越高，责任自然也就越大。我意识到，我们不能只看到自己的情绪和压力，更需要理解学生的情绪和压力。

在科研这条河流面前，导师如同成年大象，可以摸着石头趟过；学生如同小象，啥也看不见，只能在我们的引领下前行。看不见前方的时候，他们自然会困惑、迷茫，甚至胆怯，这时候更需要我们导师"传道授业解惑"。我们导师要像当"政委"一样带领团队，砥砺前行。幸运的是，过去十几年我实验室已经顺利毕业了12名硕士生和2名博士生。今年5月28日，我在红房子的第一名研究生音海玲也顺利毕业答辩，获得硕士学位。这也给我在红房子的成长加了一个新的注脚。

今年是我加入红房子大家庭的第五个年头了。回想这些年的经历，意识到作为导师最重要的一点是学无止境，导师自己也要不断学习不断进步，只有这样我们才不会陷入自以为是的陷阱，才能带领学生一起朝着开悟的方向前行。

中医药发展在新华

上海交通大学医学院附属新华医院　马碧涛

作为综合性医院的中医科，比较于中医医院而言，虽然规模不大，却也五脏俱全，涵盖了中医内科、中医儿科、中医妇科、针灸、骨伤科、中医康复等亚专业。在"十三五"期间，制定了以中医儿科为主体，以中医骨伤科和肿瘤中医药治疗为两翼的"一体两翼"发展战略，走出了一条"小综合大专科"的发展道路。近十年来，中医科实现了激情跨越式发展，走出了两位优秀的科室带头人。

一、儿童健康的守护人吴敏教授

吴敏教授,上海交通大学医学院附属新华医院中医科主任、主任医师，上海交通大学医学院博士生导师、上海中医药大学兼职教授，国家卫生部临床重点专科和国家中医药管理局"十二五"重点专科学科带头人，上海市人大代表，兼台盟上海市委副主委。

多年来，她不仅在业务工作中兢兢业业，在医、教、研各方面成绩卓著，而且还积极参政议政，关爱青少年健康发展与老年人的养老与保健问题。

1978年9月，吴敏考入上海中医学院，成为一名中医专业的学生。她是"文革"结束后第二届大学生。1983毕业后，她进入上海曙光医院成了一名儿科住院医师；1986年10月，吴敏转入上海新华医院中医科工作。吴敏先后跟随海派名医时毓民、朱瑞群等教授，研修中医儿科的学术思想和用药特色。

在近30余年的中医临床、教学和科研工作中，她成功研制出了辛夷纳米滴鼻剂、砂仁纳米敷贴剂等中药制剂，成果先后荣获教育部高校科技进步二等奖、上海市中西医结合科技三等奖，申请发明专利四项；在中医及中西医结合治疗神经系统、消化系统及呼吸系统疾病方面首屈一指，尤其对儿童抽动障碍、哮喘、反复呼吸道感染、厌食、遗尿、紫癜、营养性疾病及疑难杂病的治疗具有独到的见解，疗效显著，获得广大患者的一致认可和好评。

2000年，吴敏入选"上海市高级人才培养计划"，赴京学习。他跟随全国名老中医、素有"京城小儿王"之称的刘弼臣教授，深入研习中医儿童脑病的诊疗用药特点，传承刘老"从肺论治"的用药理论，在诊治儿童抽动障碍、多动症等方面，在全国，尤其是江浙沪一带颇有名望。

中医认为抽动障碍原因是肝风内动。吴敏在肝风内动学说的基础上，结合前期临床和基础动物实验等研究，创造性地提出了"外风侵袭、肝风内动"的抽动障碍病机学说。她参考古方苍耳子散和天麻钩藤饮，化裁出治疗抽动障碍的祛风止动方。大量临床观察研究以及基础动物实验，结果表明，该方疗效确切，没有明显的毒副作用。结合经络穴位敷贴治疗缓解局部肌肉痉挛，在缓慢减药过程中没有明显反复的现象。

当今社会，父母对子女都寄予了厚望，往往给孩子造成较大的身心压力。吴敏医生曾经接待过一个患儿童抽动障碍的孩子。

这是一个8岁男孩，暑假中，他的母亲让他参加了好几个补习班。大量的学习任务让他出现时不时眨眼的现象。当时他的父母没有给予足够的重视，认为只是用眼较多眼睛疲劳而已。但是开学后，孩子的眨眼现象并没有明显缓解，反而加重，出现了挤眼的现象。于是父母带他到附近医院眼科就诊。眼科医生开始认为他患了结膜炎，给他一些消炎眼药水简单处理。一周后，孩子的挤眼现象有所缓解，但缓解的同时渐渐出现了翻白眼、怪叫等症状，给学习、生活带来了极大的苦恼，同学疏远他，老师也因他不自主的怪声扰乱课堂秩序而批评他。这使他的心理产生了不良的影响，出现了学习困难、社交障碍等问题。

孩子父母开始紧张起来，便带着他去附近医院的神经内科就诊。神经内科医生诊断为抽动障碍，给予了西药氟哌啶醇治疗。虽然治疗一段时间后孩子的症状有所缓解，但随之出现了嗜睡、注意力不集中的现象，时不时还会叫头痛。医生不得不减少药量，但症状又开始反复，不停地挤眼、咧嘴、耸肩、怪叫。

这次孩子的父母真急了。多方打听之后，他们带着孩子来到了新华医院中医儿科，找到了吴敏医生。吴敏主任详细询问了相关病史，为孩子做了脑电图、血液等相关检查，排除了风湿舞蹈症、肝豆状核变性、癫痫以及其他一些颅内器质性病变等相关疾病，确诊为抽动障碍。她向孩子父母详细介绍了抽动障碍的国内外诊疗进展情况和孩子的病情，尽力安抚了他们的情绪。吴敏主任采用中药和穴位治疗相结合的方法，经过精心调治，病人发声和挤眼症状有了明显改善。一段时间巩固治疗后，症状得到完全控制，便开始为孩子减药。经过近一年治疗，孩子现在已经完全停药。他们对吴敏医生非常感激。吴敏主任治疗这样的孩子，累计已经有3000多例。

目前，吴敏教授带领她的团队继续奋战在攻克抽动障碍的临床和基础研究前线，制定并实施了中医药治疗抽动障碍的门诊和住院临床路径。随着该路径的推广，吴敏教授治疗抽动障碍的临床经验有望在更多的地方展开，造福更多患儿，让家长少走弯路。

吴敏在工作报告中这样写道：作为一名女医师，要全心全意解除病人的痛苦；作为一名女教授，要认真负责地教好每一个学生，带好每一个研究生；作为一名女科学家，要认真严谨地对待每一次科学实验；作为一名民主党派副主委，要与共产党"肝胆相照、荣辱与共""同心同德、同心同向、同心同行"；作为一名人大代表，要认真履行好参政议政的职责；作为一名母亲，要悉心照顾好孩子和家庭；作为一名医学专科学会委员，要肩负学科发展的重任。

这是一种多么忙碌、多么充实，又多么幸福的生活啊。

二、海派伤科的传承与创新者金立伦

金立伦主任出身名门，是沪上名医金明渊之孙，并师从我国著名的中医骨伤科专家魏指薪传人江海涛主任系统学习"魏氏伤科"治伤经验。他师宗魏学而不拘泥，继承并发展了魏氏伤科这个中医骨伤科的重要流派，在软急和慢性软组织损伤、颈椎病、肩周炎、骨关节炎的治疗上疗效明确，受到广大患者的好评。他还对成功建设中医病房付出极大的心血。万事开头难，病房的管理工作相对门诊更具复杂性和挑战性。工作是繁忙的，但当病人出院露出真心的满意的笑容，送来表扬信时，觉得一切都是值得的。在病房成立8年多的时间里，金立伦按照精细化管理、制度化管理的原则，按照医院规章制度，建立了一系列病房管理制度，带领病房各级医生，每周进行业务学习，开展疑难病历讨论，主动学习相关疾病的最新治疗进展，更新知识结构，更好的服务于患者。除了病房的日常管理工作，还要负责伤科门诊的诊疗工作。来门诊看伤科的病人有许多是老年患者，患有多年的骨退行性疾病，遭受多年病痛困扰。在门诊的有限时间里，在诊治疾病的同时，需要给予相应的心理安慰与疏导，帮助患者建立战胜疾病的信心，往往经过几次门诊治疗，患者信心大增。

金立伦跟随新华医院的魏指薪传人系统学习"魏氏伤科"治伤经验，在从事中医伤科临床工作30年的时间里，继承发扬"魏氏伤科"诊疗技术和正骨经验，在魏氏伤科传统经验方消瘀散方基础上，继承与创新，研究和开发了以"活血祛瘀、消肿止痛"为治则，创立消瘀散精简方。为消瘀散精简方做了大量的前期临床研究工作。基于"消瘀散精简方"于2010年开始申请 "伤痛瘀痹散"的专利，获得专利两项。

金立伦也深深认识到，要成为一名出色的医生，应具备扎实的理论知识。中医理论体系的精髓在于历代医家的实践积淀。作为一名中医科伤科医生，在工作之余细心研读经典书籍，传承家学，重视经方，结合临床实践、融会贯通，对中医有了更深的体会和理解。在诊疗方面，注重中医辨证和西医诊断相结合，内服、外治相结合。临床上擅长对骨关节炎、骨质疏松症、颈椎病、腰椎间盘突出症的中西医结合治疗和手法治疗。在中药治疗膝骨关节炎方面，应用魏氏伤科传统的消瘀散以及"六步推拿手法"，能显著改善膝骨关节炎患者的疼痛，毒副作用小；同时，结合股四头肌锻炼、日常康复等非药物疗法，取得了显著的效果。在临床工作中，通过结合膝骨关节炎的诊疗特点，突出中医特色治疗，将"消瘀散精简方"与"冬病夏治"等传统治则应用于骨关节炎临床，取得了操作简便、疗效确实、疗程短的效果，赢得了患者好评。

从2020年开始，金立伦担承了新任务，担当中医科执行主任，主持中医科医、教、研工作，肩上担子一下子增加了很多。他一刻也不能停留，正带领大家向新的高度攀登。

我在干细胞领域的实践与探索

上海市东方医院　汤红明

2013年1月，我从四省通衢的车城十堰调到魔都上海，来到上海市东方医。因工作需要，2015年6月我调入医院刚建立不久的上海张江国家自主创新示范区干细胞转化医学产业基地，担任基地办公室常务副主任，之后是基地办公室主任、生物样本库管理中心常务副主任、再生医学研究所办公室主任、干细胞临床研究国家备案机构办公室主任、《医学参考报·干细胞与再生医学频道》编辑部主任……协助院长刘中民先生开辟东方医院从传统医疗向干细胞前沿新技术领域转型发展之路。

工作转移后，时常听到刘院长的一句话："干细胞，就是要干啊！"这也吹响了我工作的"集结号"，就像干细胞基地微信公众号名称一样"干就有未来"。几年来，基地生物样本库管理中心、再生医学研究所、干细胞制备与质检平台、GMP实验室、大动物实验室等相继成立。医院超前布局干细胞发展，而我则与团队一起，不折不扣地协助医院完成了一个个看似不可能实现的艰难任务：国家干细胞临床研究机构备案、上海张江国家自主创新示范区干细胞转化医学产业基地二期项目、上海市科委重大项目、上海市教委IV类高峰项目"干细胞与转化"、上海市卫健委协同创新集群项目、上海市军民融合委项目、上海市干细胞工程研究中心和国家干细胞转化资源库平台项目、各类专业高级人才的引进和团队组建以及干细胞功能平台建设……正如宋代词人辛弃疾在《西江月·夜行黄沙道中》描述的"稻花香里说丰年，听取蛙声一片"一样，满满的辛勤盛载着满满的收获，满满的快乐心情。

记得一次市领导问及我们干细胞发展成就时，刘院长的回答是"全国看上海，上海看同济，同济看东方"。干细胞的发展为东方医院换道超车注入了强劲动力，也带动了医院医教研全面发展。而干细胞基地自2012年始建后，每年都有大事。时至今日，东方医院已建成集干细胞存储、干细胞制备与质检、干细胞基础研究、临床前研究、临床研究、临床转化与应用全产业链条为一体的干细胞研究高地，在人才建设、科学研究、平台建设、技术标准体系制订等全方位取得令人瞩目的成绩。如今，干细胞基地已然超出了东方医院学科建设的界定，在社会各界力量的支持与关注下，逐步纳入到建设具有全球影响力的上海科创中心的时空大背景中。

回头想想，一个人，一个家庭，迁居上海，事关孩子、妻子、票子、房子……哪里都不是容易的事情。可既然换了航道，就得按照"东方"的风格来："我认可你，不用多说，我给你平台，你就得努力干"。这也是医院一直以来所推崇的敬才、求才、爱才、育才、用才、惜才用人理念。转战上海后，我体会深刻到：国际大都市，平台高，眼界大，交流广，机会多，凡事按规则办，付出有收获，更有成就感、获得感、幸福感。这也体现了"海纳百川、追求卓越、开明睿智、大气谦和"的上海城市精神。

还是那句话："咱们一起干出来"。这将是我毕生呕心沥血，倾尽心思也要坚持下去的初心，也是为人民服务应有的态度，担其职，尽其责，我会永远与时间赛跑，为患者创造更明朗的明天。

· 卫生发展 ·

创新共济忆风华，任重道远再出发

上海市卫生和健康发展研究中心　鲍印铎

题记：百年以来，从租界卫生之源，到民族卫生之起；从国家卫生之兴，到人民卫生之盛，走向全球卫生之达，上海卫生事业走过了一段波澜壮阔的历程。尤其是改革开放以来，上海卫生健康事业跨越式发展，筑牢织密一张城市健康守护网。上海卫生健康人坚持"以人民健康为中心"，先行先试，勇挑重担，为全国卫生健康事业创下了一系列可复制、可推广的经验，开创了诸多卫生健康事业改革发展的先河，许多成就更是达到世界领先水平。当我们回顾这段历史，创新与共济，传承与发展，不仅仅是初心前行的回忆，更是不断砥砺奋进的动力。

西医东来之始：租界棚区，污秽横流，卫生状况堪忧；十里洋场，廊檐洁净，激发文明向往。稽查防疫，起卫生管理之风；公厕建造，树环境整治之气。公卫立法，涉环境食品医疗；最早租界，点健康治理火苗。然华洋冲突常在，殖民本质犹存。性病蔓延，治标岂能不治本？狂犬嚣张，管理毕竟为预防。一界隔华洋，遥望长相叹；落后学先进，冰火两重天。

民族卫生之起：庚戌鼠患，洋人歧视酿骚乱；自主检疫，国民首建公立院。帝国权威，自此渐次崩衰；民族卫生，觉醒纷至沓来。卫生兴市，民间社团宣教；抵制西药，掀起国药浪潮。民族资本，当属龙虎公司；首家华商，定为中西药房。力阻废止中医案，坚定上海声音；转身救护即救亡，体现沪上担当。

国家卫生之兴：不洁为耻，全民讲爱国卫生；移风易俗，除四害群众运动。医防融合，终灭血吸虫病；警钟长鸣，以正医德医风。流动医院，卫生巡回下乡；抢救财康，烧伤医学拓荒。断肢再植，缔造医学奇迹；针刺麻醉，赠送总统国礼。缺医少药，赤脚医生建奇效；枯木逢春，传统中医转农村。行之有效，合作医疗创新举；视为典范，健康治理杰出奖。

人民卫生之盛：甲肝横行，及时应对渡难关；非典猖獗，上海奇迹出经验。瓷器店里捉老鼠，联防联控阻新冠。垃圾分类新时尚，上海之夏绽笑颜。张江药谷，中医药示范引领；资源整合，医联体签约探路。医养结合，临终关怀首倡推广；助人自助，医务社工先行先试。兄弟情深，医疗队驰援国内；精益求精，名专家享誉海外。

全球卫生之达：安全城市，健康融入万策；公共卫生，世界排名百强。天圆地方，中医药国际标准；顶天立地，全亚洲医学中心。铮铮宣言，健康大会响彻全球；铿锵步履，医疗之队走向世界。一网统管，人民城市人民建；一网通办，人民城市为人民。健康上海行动，七项行动打造全球健康城；应急条例立法，五大体系织牢公卫安全网。

百年风华已然过，今朝犹奏凯歌还。打造学科人才高地，提升医疗服务能级。住院医师规范培训，社会模式全国推广。首创少儿互助医疗，走出全新保障模式。开创"医研产"自主创新，中国"智"造克重疾难题。援外医疗搭建桥梁，"一带一路"践行倡议。院前急救新建体系，提升应急保障能力。预防监管首开先河，医疗质控自成体系。信息化助力医改，智慧医疗皆惠及。爱国卫生新运动，公勺公筷又控烟。社区卫生标准化，家庭医生服务签。三级医院郊区建，共享医疗好资源。妇幼保健齐头进，世界水平保领先。老年护理时加强，康复转型大发展。电视纪实勇探索，医患关系开新篇。健康扶贫伸援手，打赢七省攻坚战。儿医中心国家级，落户申城有何难？"以药养医"终破除，调控政策谋深远。改革发展中医药，提升国际话语权。

忆苦思甜成过往，任重道远再出发。卫生大厦添砖瓦，健康蓝图绘云霞。海纳百川，推陈出新有传承；追求卓越，上下求索无止境；开明睿智，敢为试验先行者；大气谦和，勇当弄潮排头兵。逐梦健康新时代，为民初心未曾改；百年热血同筑梦，脚踏实地赴新程！

初心依旧，做妇幼健康的守护者

上海市卫生健康委员会监督所　陈梦琪

这张图展示了上海市自中华人民共和国成立以来主要年份孕产妇死亡率的变化趋势。孕产妇死亡率是妇幼健康领域的核心指标，可衡量一个国家或地区的社会经济、卫生发展水平。目前我们上海市的孕产妇死亡率指标保持着全国领先，并持续达到发达国家水平，是本市卫生健康领域成就中浓墨重彩的一笔。

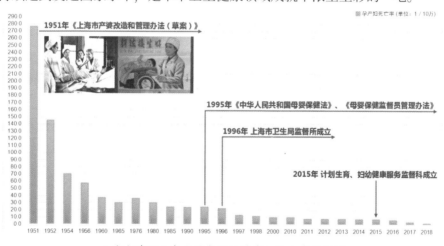

上海市建国以来主要年份的孕产妇死亡率数据图

回顾历史，中华人民共和国成立之初，围绕当时"推行新法接生，改造旧式接产"的妇幼卫生中心任务，本市制定了《上海市产婆改造和管理办法（草案）》，大大降低了本市孕产妇死亡率。1995 年，我国实施了第一部保护母婴人群的特别法《中华人民共和国母婴保健法》，并配套颁行《母婴保健监督员管理办法》。

1996 年，上海市卫生局监督所成立，正式建立起了本市卫生监督队伍。自此，本市的孕产妇死亡率逐步降低至 20/10 万以内，进入新千年后基本达到了 10/10 万以下。2015 年，根据国家卫生计生机构改革的文件精神，市所单独成立了计划生育、妇幼健康服务监督科，将对妇幼健康相关技术的监督提到了新高度。科室成立以来，在全市的共同努力下，本市孕产妇死亡率进一步降低，达到了历史最佳水平。很荣幸，卫生监督为这份闪亮的成绩单贡献了一份力。

还记得小时候，我曾立志做一名妇产科医生。当时单纯觉得，守护妈妈们迎接新生命的到来是世界上最美好的事情。然而当我在临床实习时经历了两次严重晕血后，我知道我必须另辟路径追寻梦想。三年前，从复旦大学公共卫生学院妇幼卫生学硕士毕业的我选择了卫生监督职业，进入了计划生育、妇幼健康服务监督科。严格执法，保障全市妇幼人群的健康权益成了我的工作职责。别上肩章，穿上制服，我感觉距离儿时的梦想近了。

我们的科室虽然年轻，但是担子不轻——打击无证实施终止妊娠技术、禁止开展非医学需要的性别鉴定、严禁违法违规应用人类辅助生殖技术等都是我们的重要职责。记得为追查一起跨省买卖卵子案件，我们市区两级卫生监督机构联合公安及兄弟省份，连续加班了数周。前辈们不辞辛劳、冲锋在前，制定方案、着便衣排摸踩点，根据受害妇女提供的线索展开艰辛的地毯式排查，4 个月后最终成功锁定涉案人员，并取缔了规模庞大的违法实验室，为保障母婴权益消除了隐患。作为一名新兵，我总能被身边奋斗的榜样所深深打动，体会到我们的工作平凡却不简单，"我要快快成长起来！"入职三年多来，这句话在我心头反复回响着。

2020 年，突如其来的新冠肺炎疫情牵动着全国人民的心，我加入了疫情防控监督指导组，和党员前辈共同奔赴一线参与督导。母婴人群是新冠病毒的易感人群，为做好人群的疫情防控工作，我们对相关医疗机构预检分诊的疫情防控措施落实、消毒隔离、人员防护、护工返沪预案等情况实施督查指导。我很欣喜，也很振奋，在事关人民健康的重大突发公共卫生事件中，即便平凡如我，也可以有所作为。虽然我发挥的作用很微小，我却深切地觉得儿时的梦想触手可及。

妇幼健康关系到国家和民族的未来，守护妇幼健康彰显着共产党人的初心和使命。我不由想到人民楷模王继才，守卫孤岛 32 年，条件艰苦却不言放弃。在他身上我看到只要坚守初心，普通人用一辈子做普通事，平凡的积累就是不平凡。20 年前有个小女孩说她的梦想是守护妈妈们迎接新生命的到来，20 年后我想对那个小女孩说："守护妇幼健康，我的初心依旧！"

卫生行政审批改革一直在路上

上海市浦东新区卫生健康委员会

浦东新区合欢路 2 号，企业服务中心。大厅里，一排排综合窗口忙碌而有序。所有与企业相关的证照办理都可以在这里一站式完成。

我在浦东新区工作了 26 年，在一线参与行政审批改革工作 19 年，作为浦东新区卫生健康委员会监督所审核发证科科长，我大部分工作时间都在这里，为企业办理关于卫生许可证相关的审核工作，也参与卫生行政审批改革相关工作的研究、流程的制定及组织实施工作。这些年不仅对我，对浦东新区卫生监督所，乃至对整个浦东新区而言，最重要的关键词，是改革。

从无到有，首创公共场所告知承诺许可模式

1995 年，当我第一天进入浦东新区卫生监督所工作的时候，浦东一半是工地，一半是田地。到了今天，与南汇合并后的浦东新区拥有 1210 平方千米，常住人口 550 万人。卫生行政审批制度改革也和浦东新区一样，从无到有，日新月异。

2002 年最早开始试点实施的是公共场所告知承诺制度。浦东新区卫生监督所是行政审批改革中最早探索的，也是历时最长、成效最为显著的。当时最直接的原因是人手不够，我们五六个监督员要承担全区的公共场所卫生许可工作，还要开展监督检查。巨大的工作量和严肃的法律要求逼着我们提高工作效率，最后成功想出了"告知承诺"的办法。

最早试点的是理发美容店等部分行业，从申请材料可以先告知承诺，后补交，逐步推进到场所内的布局、设施、设备等实际卫生条件的告知承诺。为了确保精简材料及流程以后，相关企业仍能得到有效的监管，2015 年，根据国务院关于"证照分离"改革试点的总体要求，浦东新区建立了行业卫生风险程度和卫生信用等

级为基础，分类监督、风险监管、诚信监督、社会监督为保障的公共场所卫生审批告知承诺和事中事后监管制度。从 2016 年起，浦东新区内新办公共场所卫生许可已经全面实行告知承诺制度，实现当场办结并可当场发证。

试行告知承诺的改革过程是艰辛的，但在取得成功后的喜悦之情一样动人，公共场所告知承诺的做法不仅得到复制、推广，我们也在不断尝试将告知承诺推广到其他的许可事项中。2018 年度，浦东新区卫生健康委在"证照分离"深化改革的任务清单里，增加了消毒产品、二次供水、管道分质供水、医疗广告、现制现售水、涉及饮用水卫生安全产品卫生许可的告知承诺，消毒产品等事项的做法也在全市得到复制推广。

深入开展，依托放管服改革优化营商环境

随着中国（上海）自由贸易试验区的设立以及"放管服"改革的深入开展，提高服务效能，优化营商环境成为各级政府的工作重心之一。浦东新区卫生行政审批改革，在这样的契机下，逐步完善，深入开展。

浦东新区作为卫生审批事项"证照分离"改革试点的承接区域，高度重视监管体系和配套措施的完善，在实践中初步形成了一套科学有效的事中事后监管体系。首先是综合监管，我们建立了一整套管理制度，明确了主体自律、行业自治、社会监督、卫生监管的综合监管格局。放管服改革的第一步是简政放权，申请材料和审批时限双减半，大大方便了企业经营者。但是，与之配套的各项监管制度不能放松。浦东新区首先建立企业诚信档案，不仅在监督频次方面，对信用良好的单位实施信用监管，而且对优质的企业在公共场所卫生许可证延续中开设"绿色通道"，引导企业依法经营。

我们还依托行业协会等社会力量，通过行业标准规范企业运行，与其他执法机构、行业主管部门信息互联互通，对违法失信企业开展联合惩戒等。逐渐形成"双告知、双反馈、双跟踪"许可办理机制和"双随机、双评估、双公示"监管协同机制，实现审批、监管、执法部门信息共享和有效衔接的闭环管理。

浦东新区设立企业服务中心的出发点和立足点是要提高对企业的服务效能，要有企业满意度、获得感。

创新突破，围绕职能转变实现审管分离

我们现在所有的窗口都叫综合窗口，也就意味着我们的企业办事全部实现单窗通办，这解决了企业以往要跑好多个部门、好多个窗口，找不同的人来办不同

的事情的问题。综合窗口的接待人员非卫生行政部门委派，是由企业服务中心购买服务的工作人员担任，卫生行政部门的审核都转为后台操作，实现受理审核分离，最后的发证环节也由综合窗口完成。这是浦东新区行政审批改革的新探索。

这项探索历时三年，逐步推进。2016 年，浦东新区卫生健康委从职能优化、部门协同、理顺条块三个维度切入，开展审批制度改革，成立审批处负责卫生行政审批管理，下设行政审批服务中心，集中受理个人和企业申请的所有浦东卫生行政审批事项，卫生监督所不再行使具体审批工作。

2017 年又通过"互联网＋政务服务"的有机融合，探索"全网通办"许可模式，成功实现公共场所卫生许可等 7 个事项 "网上全程预审一次办成、网下材料递交只跑一次"的办事服务模式。为后续全市推广实施"一网通办"做了很好的改革创新尝试。

2018 年始，按照区审改办的工作要求，浦东新区卫生健康委与新区企业服务中心对接，以 13 个企业准入事项为重点，开展"单窗通办"许可模式的探索，成功实现 "前台综合收件、后台分类审批、前台统一发证"的"受审分离"服务模式。自 2018 年 10 月份起，浦东新区卫生健康委的 27 个许可事项和 4 个服务事项全部实施"单窗通办"受审分离模式。

2019 年度，在区审改办的领导下，浦东新区卫生健康委积极投入到"一业一证"改革工作中来。首先，各委办局都要完整地梳理许可事项的申请材料清单和申请表要素。对相对人来说，一个企业开业所需要的所有许可证将合并为一个"综合许可证"，申请材料清单和申请表格合并为一份，以往在办理不同的许可证需要的共同材料，比如营业执照等，都只需要提供一份。此后将由各委办局按照职责要求开展后台审核，最后按照通知的时间来综合窗口领取一张"综合许可证"即可。"一业一证"的改革将是浦东新区行政审批改革的又一亮点，前期浦东新区已对部分宾旅馆、游泳、餐饮等行业发出此类许可证，目前此项工作正在紧锣密鼓地深入推进中。

由卫生行政审批改革带动了整个卫生监管的改革。这是我们这些年努力的成果。行政审批改革的每一点进步都意味着整个流程的再造，所有的配套文件、相关制度，都需要一次次的设计、论证，有的时候还要推翻重来。方便老百姓办事的背后是行政效能的提高。工作压力当然大，但是这正是我们应该做的。

卫生行政审批改革一直在路上。

我们村卫生室的变迁

上海市青浦区重固镇社区卫生服务中心　张超

2021年是中国共产党建党100周年，也是"十四五"规划开局之年。回眸100年，我国医疗卫生事业发生了翻天覆地的变化，不单单是顶层医疗卫生制度的变革，国家在基层卫生网底也在不断巩固发展。

随着医疗卫生服务需求的转变，卫生室的硬件设施和定位也发生了转变，作为一名扎根十年的村卫生室一体化管理人员，我见证了卫生室发生的翻天覆地的变化。

我记忆中的卫生室与乡村医生

在我小时候，乡村医生都被亲切的称为"赤脚医生"，他们走街串巷，认真负责，手里只有简单的手动血压计、体温计、听诊器和简易的出诊箱。在我印象中，赤脚医生的医疗水平都很高，啥病都能看。只要用纸包几粒药片，屁股上打一针，简单吩咐几句，就能手到病除，神奇得很。那时候的卫生室，都很小，很简陋，大多都只有二间房间，一间诊室，一间药房，条件环境都很艰苦。另外由于那时候医生青黄不接，他们到了退休年龄还得继续返聘工作，有的甚至工作了近50年。那一辈的乡村医生一生都献给了基础卫生事业。

卫生室迎来新生力量，他们将谱写新的未来

我工作的第二个年头，我们单位迎来了第一批定向培养的乡村医生。这些青浦区首批定向培养的乡村医生，从上海医药高等专科学校临床专业学习三年毕业

后又进行了两年的全科医学理论和技能的规培。他们的到来，为我们卫生室注入了新生的血液。这几年，我们所有的退休返聘的老乡村医生，终于可以卸下担子，被我们新乡医逐步接手。一开始，当地居民觉得他们年龄小，没经验，充满怀疑，无法接受他们。现在大家觉得，他们专业知识扎实，年轻富有活力，创新力强，慢慢地接受了他们。

医疗环境明显改善，服务能力大大提升

2008年，我们镇所有卫生室均严格按照要求完成了卫生室标准化建设。2016—2018年三年期间又加大投入这些村卫生室的基本设施设备的建设、添置和更新。特别这两年，国家实施乡村振兴战略，更是大大推进了农村地区乡村卫生事业的发展。去年我参与建设了本镇徐姚村卫生室样板房的改建工作。改造后的卫生室从环境到内涵真是有了飞跃式的发展。原来的乡医在诊室坐诊，只有血压计、听诊器等简易设备，现在卫生室中配备了智能血压血糖一体机，设置了智慧健康自测点，AED（自动体外除颤器）点位，还将中医适宜技术下沉，开展延伸处方，远程医疗等功能服务。通过这些建设，真的让群众获得感提升满满，也受到村民们的一致好评和欢迎。

"现在远胜以前，我们卫生室这么漂亮，看病如此方便，医生也很专业，服务很周到，药品还很齐全，价格也不贵。"我听到的一位村民说的这句话，其实已经道明了我们卫生室发展的巨大变化。从泛黄的粗针筒到智慧就医，几十年岁月沧桑，一间小小的卫生室见证了中国医疗保障的各个阶段，也见证了基础医疗卫生发展。村卫生室也将继续见证人民从改革发展中获得满满收获的整个历史。

深化爱国卫生运动，推进健康虹口建设

上海市虹口区卫生健康委员会　姜卫枏

今年是中国共产党建党100周年，百年来，中国共产党为中华民族开辟航向，带领着全国各族人民昂首向前，劈波斩浪，奋勇前进。在这百年华彩乐章中，中国共产党在各个历史时期所走的每一步无不闪烁着耀眼光辉，正是党的正确领导带给了我们今天安定的社会环境，是党的正确引领带给了我们绿色健康的生活。

我们党把群众路线运用于卫生防疫工作的成功实践便是"爱国卫生运动"。早在1952年，抗美援朝战争时期，为防御细菌战，我党便在全国范围内深入开展了群众性卫生防疫运动，人民群众将之称为"爱国卫生运动"。党中央肯定了这个名称，并将爱国卫生运动列为我国人民卫生事业的重要组成部分。"卫生工作与群众运动相结合"，也成为我国卫生工作的重要方针。从那时起，爱国卫生运动就在全国上下蓬勃开展，针对不同时期的突出卫生问题，先后开展了除"四害"、"五讲四美三热爱"、卫生城镇创建、厕所革命等一系列工作，均取得了显著成效。

深入推进爱国卫生运动，一直以来都是我们国家的重要战略，新冠肺炎疫情发生后，习近平总书记多次强调要坚持开展爱国卫生运动，不是简单的清扫卫生，更要以预防为主，创新爱国卫生运动方式方法，推进城乡环境整治，完善公共卫生设施，大力开展健康知识普及，提倡文明健康，绿色环保的生活方式。健康中国行动和健康上海行动等相关文件的出台，也要求我们把健康融入所有政策，引导群众建立正确健康观，形成有利于健康的生活方式、生态环境和社会环境，促进以治病为中心向以健康为中心转变，提高人民健康水平。不断巩固卫生区的创建成果和全国文明城区的创建，这既是我们学习贯彻习总书记的讲话精神，落实健康中国、健康上海行动，也是虹口建设创新之城、活力之城、品质之城、幸福之城的重要组成部分。

爱国卫生运动中的控烟工作便与人民健康水平密切相关。众所周知，我国是世界上最大的烟草生产国和消费国，烟草危害却是当今世界最严重的公共卫生问题之一。控烟立法，对于推进"健康中国"建设、保障国民生命健康、推动社会文明进步意义重大。上海，早在2010年3月1日便颁布实施了《上海市公共场所控制吸烟条例》（简称《条例》）。这是世界卫生组织《烟草控制框架公约》在中国生效后，中国大陆地区首部由省级人大常委会通过并颁布实施的地方控烟法规。它建立了良好的控烟执法基础，对于保护公众免受烟草烟雾危害发挥了积极作用。它还催生了人类历史上首个"无烟世博会"。2016年，第九届全球健康促进大会在上海召开，通过进一步加强舆论引导和社会倡导，最终推动《条例》修正案于2017年3月1日起生效施行——自此，上海实现室内公共场所、室内工作场所、公共交通工具内全面禁止吸烟。

2021年是上海市控烟《条例》实施11周年，《条例》修正案实施进入第四年。

11年来，在虹口区委、区政府的高度重视下，区爱卫办依托多部门联合监管机制，强化控烟综合治理，全区控烟工作取得良好成效。新冠肺炎疫情期间，区爱卫办联合控烟监管部门，组织志愿者定时巡查，及时劝阻吸烟行为，并结合疫情防控形势与执法部门紧密配合，加大执法力度，提高执法效率；在疫情防控常态化以后，对举报投诉较多、"12345控烟投诉重点场所暗访"项目中评分较低的场所，区爱卫办通过督导检查、专项行动等方式进行全覆盖复查，做到"回头看"，督促这些场所及时整改，严格落实控烟工作的规范要求。

在控烟的大众宣传方面，区爱卫办在"虹口爱卫""虹口疾控""健康虹口"，"上海虹口"等微信公众号进行控烟宣传，在小区宣传栏灯箱、地铁站点灯箱等媒介和平台开展控烟公益广告宣传；"世界无烟日"宣传日期间在白玉兰广场大屏投放控烟主题宣传广告；各部门和街道在控烟活动期间利用机关、社区医院、学校、小区、市民驿站等电子宣传屏滚动播放"无烟上海""健康虹口"等宣传口号，广泛进行社会宣传，营造无烟氛围。

为共建无烟环境，共享健康虹口，发挥党政机关的示范引领作用，区爱卫办联合各级党政机关率先建成无烟机关，各级领导干部带头发挥先锋模范作用遵守公共场所禁烟规定，以实际行动作出表率，戒烟成功的领导干部现身说法，宣传吸烟危害和分享戒烟心得，作为禁烟工作的决策者、实践者和监督者，各级政府部门的领导干部及工作人员的健康信念、态度和行为与其所在部门的控烟工作密切相关，公务人员带头戒烟为我区形成无烟氛围起到了表率带头作用。

健康是人类的永恒追求，建党100年来，党和政府一直高度重视爱国卫生工作，通过爱国卫生运动就可以看出我们党将人民群众的生命安全和身体健康放在第一位。虹口区将进继续深入贯习近平总书记关于深入开展爱国卫生运动的指示精神，深化推进爱国卫生运动，坚持"政府主导、跨部门协作、全社会动员、预防为主、群防群控，丰富工作内涵、创新方式方法"的工作原则，促进健康虹口行动各项活动的深入开展，使建设健康虹口的理念深入各阶层，深入人心。通过多渠道、多形式广泛开展宣传活动，做到人人皆知，推动全民参与，引导市民了解并接受健康城区的理念，增强参与的主动性和热情。以实际行动献礼建党100周年！

"智慧医疗服务"
全面提升患者就医满意度

上海市静安区江宁街道社区卫生服务中心　许　彬

随着信息技术的快速发展，智慧医疗服务与基础网络平台的逐步融合正成为医院信息化发展的新方向。

为进一步加强医疗机构的信息化建设，在保障信息系统的安全性、可靠性的前提下，推进管理精细化、数据标准化、统计规范化，江宁路街道社区卫生服务中心在每年一次安全三级等保复评的基础上，增加了每年两次的安全漏洞扫描、渗透性测试，做到漏洞、风险早发现。在制度上，建立在重大事件的24小时值班应急保障体系，以确保系统整体运行稳定，同时在区域内进行多途径、多层面、长期的安全自查自纠。

"一通电话背后的互联网医疗需求"

2020年一个平凡的工作日，正准备下班的我，接到一个咨询电话。来电的是住在周边小区的李老伯。他今年68岁了，因患有高血压，常年在江宁社区挂号配药，而因为居住小区没有安装电梯，加上腿脚不方便，所以来电咨询是否有送药上门的服务。作为信息科的一员，老人的诉求无法满足，但已经深深地印刻在我的心里。在信息高速发展的如今，如何通过线上线下紧密结合，满足居民多元化的需求已经作为一项课题摆在我面前。所以，我立即向院领导提出建议，在得到支持的情况下，与区信息中心展开紧密合作，一同搭建江宁路街道社区卫生服务中心互联网医院。

"互联网＋医疗健康"让信息多跑路，群众少跑腿

为满足疫情防控期间静安区签约居民的互联网诊疗需求，江宁路街道社区卫生服务中心互联网医院，以区卫生信息平台"健康静安"为依托，为居民提供线上视频问诊服务，减少其不必要的出行和人员接触。

目前互联网医院主要针对慢性病患者、孕妇、婴幼儿保健等有就诊需求但疫情期间不方便去医院的对象提供线上视频问诊服务。

江宁路街道社区卫生服务中心互联网医院与"健康静安"紧密联动，后续功能的不断充实和完善也有了更全面的设想：

第一，视频问诊是互联网诊疗的前提：现在家庭医生与签约居民的联系越来越紧密，有的居民遇到了问题通过电话、微信视频就可以跟家庭医生取得联系。后续将实现视频存档功能，这是进行诊疗行为合规性和相关责任界定的重要依据，为此必须为线上诊疗建立专用的视频沟通渠道。

第二，视频问诊只针对实名注册的签约居民开放：目前只针对实名注册并在静安区与家庭医生已签约的居民开放，从操作流程上确实比较繁琐，也使得现有功能未能大规模应用。但是，医疗过程本身是个严肃的双方行为，每一项功能的开通都首先必须对医疗安全和居民健康档案及诊疗信息的数据安全进行充分考虑。医生只能调阅其签约病人的健康档案、就诊记录（防止隐私的随意外泄）。家庭医生对其签约居民比较了解，为其进行线上诊疗处方也会更安全。基于以上安全的考虑，健康静安对视频问诊服务设置了一些必要的约束条件。

第三，进一步支持在线处方开具及药品配送：后续，健康静安将打通平台与各医疗机构院内的信息系统，贯通视频问诊后的线上处方和药品配送等环节。互联网医院主要是面向复诊病人及慢性病患者，因此平台线上诊疗开放的药品也会限定范围，主要以慢性病的常规用药为主。在本次疫情期间，众多慢性病患者就有到医院现场开药存在交叉接触风险的问题，此时开展线上视频问诊处方和药品配送就有特殊意义。

第四，打通支付环节：为了开展完整的线上诊疗业务（包含处方、药品配送等），支付是势必要打通的环节。目前已经实现医保费用的线上支付，支付环节还支持惠民支付，全方面覆盖信用就医理念。

"互联网＋"服务模式是信息化建设不断探索延伸的方向。在 2019 年 11 月初，本中心已经上线了"互联网＋护理"，之后还将陆续上线"互联网＋康复""互联网＋中医"等特色服务。

"核酸检测线上预约支付"助力防控疫情

"线上核酸检测预约"，此项功能也是为适应新冠疫情防控需求，避免人员聚集造成疫情风险而设置的。有核酸检测需求的患者可提前在"健康静安"上进行缴费、预约，这样不仅能够减少排队拥挤，也能让您合理规划时间。

"核酸检测费用结算"功能，预约后可直接在"健康静安"平台上选择在线支付，预约成功会发送短信通知居民。

"核酸检测报告查询"功能目前也已经链接"健康静安"。在医院做完核酸检测就能第一时间线上查询到电子版报告单，免去了来回奔波的烦恼，有效减少人员聚集。

信息惠民工程不是一蹴而就的，作为工作在信息岗位上的一名员工，我深刻体会到需要站在老百姓的角度上去思考、站在病人的角度去感受，只有明白什么是老百姓真正需要的服务，明白怎样为不同人群提供差异化服务，才能将卫生信息化工作真正落到实处，从而使得流程更便捷、服务更高效、管理更精细，进而提升医院精细化、信息化管理水平，增强居民认同感。

一个不忘急救初心使命的团队

上海市东方医院　黄国鑫

2008年5月12日汶川地震，我院医生自愿前往汶川草坡乡支援，他们看到了灾难的残酷，亲身体会了人民的痛苦。为了填补国内应急救援的短板，我们成立了以青年为主的医疗志愿服务队，开启了国内最早的灾难体系探索。

我们身处国际大都市上海，超过2000万人居住在这里。灾难的发生，都将导致严重的后果。经过几年的沉淀与探索，青年志愿服务队的医疗保障水平也快速提升，东方医院应急保障的能力逐渐得到了政府相关部门的关注，2010年3月，当时的上海市卫生局授命我们组建"上海市卫生应急救援队"，承担上海世博会的医疗保障任务。期间队伍共诊治病人23054人，转运病人至院内救治共计879人，住院病人42人，圆满完成了世博会医疗保障任务。从此，东方医院青年志愿服务队与上海市卫生应急救援队合二为一，开创"三七平战结合"的灾难体系建设。

平时工作由青年志愿服务队为主导，每周四队员们自愿利用自己出夜班等休息时间，参与各项理论与技能的培训、通过严格的体能训练，使自己成为"一专多能"的医疗志愿者，共同推动卫生应急救援队的救援水平跻身国家乃至国际领先行列。2016年队伍通过世界卫生组织的认证，成为全球首批国际应急医疗队之一，5月24日第69届世界卫生组织大会上，由世界卫生组织陈冯富珍总干事和时任中国国家卫计委李斌主任共同颁发认证证书和授旗。目前全队95名队员，队伍由急诊内科、外科、心脏内外科、神经内外科以及骨科、呼吸科、普外科、妇科、儿科、麻醉、医技、护理、传染科等不同专业，按照一定比例组合而成。并拥有一批国际认证课程导师，在教学方面积累了丰富的经验。

为保障城市的安全运行，青年志愿者们主动承担"医疗特种兵"的社会责任，日常分组排班，自愿参与队伍24小时值勤，如遇突发事件能在15分钟内响应，无偿为患者提供医疗救治。在青海玉树地震、昆山特大爆炸、盐城龙卷风的医疗救治中，都能看到我们队员的身影。青年队员们也无偿为城市的各种会议、赛事提供优质的医疗保障。尤其在上海国际马拉松赛事终点处的医疗保障，连续11年保持"零死亡"的记录。

为提高城市应急的全民教育，青年志愿服务队将灾难救治技术下沉基层，志愿者们进楼宇、进企业、进社区、进学校，联合居委会，开创"社区平安屋"。志愿者将队伍编写并获得国家进步二等奖的《图说灾难逃生自救丛书》免费赠送给社区、学校与个人，将应对灾难的知识播散到城市的各个角落。2018年起，队伍联合上海市浦东新区的5个街道建立5家"卫生应急平安屋"，开展《"救"在社区，护自己》和《急救技能，助自己》等科普培训项目，帮助社区群众普及灾难救援知识，学习水灾、火灾、群体踩踏事件等灾难自救逃生技巧和逃生绳结打法等安全自救技能，提高居民自救、互救意识。

庚子年春，病毒肆虐，华夏告急，作为英雄城市的武汉，急需支援。年三十，青年志愿者果断放弃了与家人的团聚，不计损失退掉了火车票、飞机票，迅速前往医院自发集结，并纷纷向上级递交请战书，不计生死，自愿逆行武汉。2月3日经国家卫健委批准同意后，队伍整建制在短短的12小时内，装载了30余吨救援物资，奔赴千里，驰援武汉。在武汉的44天里，我们为武汉客厅方舱医院的患者，提供全方位的紧急医疗救治，尤其在早期，青年志愿者编写并出版的《抗疫安心》，几千册全部赠送给方舱，起到及时有效的心理治疗，最终做到了患者"零复发""零死亡"，医务人员"零感染"，全心全意保障了患者的生命安全。受到国家卫健委通报表扬及上海市卫健委应急办的高度评价。

青年志愿服务队多年来的默默付出与努力，得到了广大媒体的报道与宣传，知名节目《天天向上》《回声嘹亮》《极限挑战》邀请青年志愿者参与节目录制，传播青春正能量。

本着"学以去疾、德以扬善、同舟共济、大爱无疆"的宗旨，东方医院青年志愿服务队立足于保障城市公共安全，在车载移动医院和帐篷移动医院的陆地医疗支援的基础上，2018年创新开展与金汇通航合作的空中医疗支援服务。2020年开发将移动医院帐篷搭建在漂浮水面上的水上医疗救援，自愿为做好"国际应急医疗特种兵"而不懈努力。

我与重症医学科共成长

复旦大学附属中山医院　诸杜明

时光荏苒，我到中山医院工作已经有 36 个年头了，可以说，见证了这些年医院的成长、发展和壮大，同样，我也见证了中山医院重症医学科从无到有、从小到大的发展过程。

我是过了 1999 年元旦后来到重症医学科的前身外科监护室工作的，除了我，当时还有一个麻醉科研究生和 3 个进修医生，没有值班室，我们就拿个躺椅睡在病人边上，没有老师带领，就虚心向别的科室高年资医生求教，没有学习资料，就把药品说明书收集起来黏贴在杂志上翻阅，没有相关制度，就在摸索中建立，可以说，条件非常艰苦。

刚到监护室工作时，大家并不信任我们，偌大的房间里，有时只有一个病人，但即使这样，我带领队伍一丝不苟，每天早晚查房，分析病情，摸索经验，千方百计挽救病人，渐渐地，和有关科室建立起默契和信任，大家都乐意把危重病人放在监护室托付给我们治疗，开放床位也渐渐增加，原来的外科监护室床位已经不够使用，2005 年，A 楼监护室启用，而从事监护工作的医护人手也在不断增加，一支重症医学队伍在实践中得到磨练，不断成长。

犹记得第一例肝移植手术开展时的情形：之前了解到，肝移植手术操作复杂，出血量大，麻醉管理困难，术后免疫抑制，极容易发生感染和其他相关并发症，但我们既没有机会去国外学习，也没有机会去国内已经开展有关工作的医院参观，以我们当时的认知，诚惶诚恐投入工作：第一例肝移植病人是下半夜回到监护室的，我是下半夜 3 点钟骑车到达医院的，液体管理，镇静镇痛，机械通气，到上午病人醒来，尽早拔除气管导管后才松了一口气。

监护室工作，很难有完整的假期或双休日，几乎每天都需要上级医师查房，病人病情随时发生变化，随时会被叫去医院，有时刚回到家就被叫去医院，我毫无怨言，病人病情稳定就是我们最大的心愿。同样，我们的顾问，德高望重的吴肇光教授也给我们树立了非常好的榜样。记得有一年春节，有个普外科病人出现严重腹腔感染，需要手术，但因为患者一般状况极差，很有可能死在手术台上，大家对要不要手术产生了严重分歧，关键时刻，大家想到了老吴主任，听一听他的意见，于是就打电话给他，谁知，过了一会儿，年近9旬的老吴主任，在大年初一的上午来到监护室，亲目检查病人，随后确定手术，还进到手术室指导手术，直到病人安返病房。老一辈医师对待病人，对待工作一丝不苟，认真负责的态度深深地感染了我。每每想起这些情景，我常感叹，我们这些年轻人对工作真的不敢有一丝一毫的懈怠啊。

在党组织的关怀下，在医院有关方面的大力支持下，在全体员工的共同努力下，今天，中山医院重症医学科已经成长为拥有四个病区，300多位医护员工的大科室，每年收治病患达万人以上，担负着为医院危重病人救治提供重要平台的作用，并在国内有了一定的影响力，科室也获得了国家重点专科、危重孕产妇救治中心、规培基地、专培基地等等称号。在历次重大公共卫生事件中，科室员工服从安排，积极承担，勇于承担，做出了成绩。去年，科室获得了"上海市模范集体"的光荣称号，多人获得了全国和部、市的先进个人称号。

重症监护室，各种前沿的科学技术和医学理论实践在这里交汇，演奏出生死线上瑰丽的乐章。我们将重症医学的理念带到更多的领域，更进一步提高危急重症患者各个环节的救治成功率。

开全国之先 推动祖国临床试验事业发展

复旦大学附属中山医院 李雪宁

弹指一挥间，我入职中山医院已经有 35 个年头了。在这期间，中山医院的临床试验发生了翻天覆地的变化，我亲眼目睹并是亲身经历者。以我在的科室为例，从最初的"临床药理基地"发展为"国家药品临床研究基地"，再到"药物临床试验机构"，最后发展为现在的"临床试验机构"。经过 38 年的长足发展，从创立之初的 2 个专业组发展到目前的 30 个专业组。

勤俭有道 为科室发展打下基础

中山医院的临床试验始于 20 世纪 50 年代，当时麻醉科吴珏教授率先开展了有关麻醉药药理的临床试验。到了 70 年代，诸骏仁、李志善等老一辈先贤开始心血管药物的临床试验。当中国的临床试验还处于早期阶段时，诸骏仁教授等五人率先在国内扛起来了推动临床试验发展的大旗。

勤俭是治家之本，诸教授的"勤俭持家"为我们科室的发展打下了基础。当年做临床药理研究时，面临着缺少经费、仪器和设备等很多困难。诸教授原本想购置一套床旁监护设备，后来有一批床旁监护设备可用就不再购置新的设备了。经费能省的就省，这样才慢慢地积累起了一点"家当"，先是购买国产的高效液相仪，后来在科技部课题支持下才买了进口色谱仪和先进的质谱仪。还有一件小事也令我印象深刻。记得当年中午吃饭时，我们吃完饭后剩了一些饭和菜，诸教授语重心长地说："1960 年代的时候我们吃不饱饭，现在条件好了，还是应该节俭，不能剩菜剩饭哦。"

在传承中发展 在发展中创新

在"精打细算"的发展后，我们科室在传承中发展壮大。科室创立之初没有专用的临床试验床位，诸教授将心内科病房中的 6 张床位作为临床试验床位。到了 1998 年，9 号楼的实验室改建后，我们终于有了 12 张专用床。2020 年 6 月，I 期临床试验病房专用床位已有 28 张。科室的不断发展带来了喜人的临床研究成果。到目前为止，我们共负责完成 120 余项新药的 I 期临床试验研究，其中包括 10 个 1 类创新药。经过半个多世纪，几代中山人的共同努力，现在临床试验机构各专业组每年新开展的注册类药物／医疗器械和体外诊断试剂试验项目达 150 余项，目前在研 239 项。2014 年以来，中国、美国、日本等药监部门检查的 27 个临床试验项目全部通过现场核查。为此，2019 年中山医院获得国家卫生健康委科技发展中心"重大新药创制"科技重大专项的"药物临床评价示范平台"称号，临床试验的创新发展对医疗卫生事业起到了巨大的推动作用。

心声

我们在历史的传承中发展壮大，在现今的发展中锐意创新，为中国梦的实现贡献自己的一份力量。

巧手掌雷达，慧眼识荧屏

复旦大学附属妇产科医院　孔凡斌　符忠蓬　刘芮

时光荏苒，寒冬悄然而至，不平凡的 2020 年迎来了尾声，超声科也迎来了她 41 岁的生日。回望过去，往事如烙。

20 世纪 70 年代，超声诊断陆续在国内开展，红房子医院的超声诊断始于 1979 年，最早称为"超声室"，是妇科门诊的一部分，不是一个独立的科室，当时只有张珏华教授和一名护士，最初的诊断设备是 A 型超声诊断仪。同年，考虑到 A 超对妇产科疾病诊断的局限性，科室希望升级设备，但是医院经费紧张，无力支付。据张珏华教授口述，当时她克服各种困难，前往北京，向卫生部提交资助申请，终于购买了我院第一台 B 型超声诊断仪（ALOKA202），由此开启了妇产科超声诊断的辉煌篇章。

1987 年，红房子医院超声科成立，张珏华教授任首届主任。成立之初超声科人员短缺，超声仪器也屈指可数，诊室及机器简陋，但是面对不断提高的诊断需求，超声科前进的脚步一刻都不能停歇。张珏华教授带领科室成员在完成临床工作之余，认真总结，参编《临床介入性超声》《超声医学》《腹部超声诊断图谱》《临床超声影像学》《阴道超声学》《实用妇产科学》《现代腹部超声学》等专著、教材 20 余部。科室在国内率先报道了采用经阴道超声诊断妇科疾病及监测卵泡，首创介入性超声诊断及治疗在妇产科临床的应用，如经阴道超声引导下穿刺卵泡、诊治妇科非赘生性囊肿及异位妊娠等。

百舸争流千帆竞，乘风破浪正当时，老前辈们一代又一代为我们开山辟路、前赴后继。在产前诊断领域，严英榴教授率先将国外的先进技术引入国内，开创我国的产前超声诊断学科，培训了我院及全国一批又一批超声医师，开展规范化的产科超声，在国内较早主编出版了关于产科超声的专著《产前超声诊断学》。

2005 年，我院接收了 1 例晚孕期的危重胎儿。入院时胎儿严重水肿，孕妇辗转多家医院后均未得到明确诊断，于是便带着一线希望来到了红房子医院。当时严英榴教授立刻判断为胎儿严重贫血伴水肿心衰。情况紧急，产科专家李笑天、程海东及超声科专家严英榴联合其他科室专家紧急会诊，查阅国内外相关文献，就治疗方案展开了认真讨论，最后决定给胎儿进行宫内输血治疗。在当时全国开展的宫内输血治疗也仅为个例，红房子医院没有相关经验。经过紧急而又全面的准备和周密的安排，在超声科临时组建了超声介入室，超声科、产科、输血科等相关科室共同配合，红房子医院于 2005 年 9 月 30 日开展了华东地区第一例经脐静脉穿刺宫内输血治疗。手术成功完成的那一刻，大家都松了一口气，所有的付出没有白费，喜悦之情溢于言表。几天后胎儿症状得到了明显的改善，孕妇择期娩出了胎儿。

临床、科研两手抓，前进的脚步一刻都不曾停歇。张珏华主任任期后，常才教授、周毓青教授相继任职超声科主任。2008 年，上海超声诊断创建 50 周年纪念活动中，医院超声科获评"上海超声医学贡献奖"。常才、周毓青教授在院期间主持参与多项临床科研工作，带领科内医生和研究生开展了三维超声诊断多囊卵巢及子宫畸形的诊断指标研究，并在国内率先开展了经血管超声造影和弹性成像在妇科的应用。

2011 年任芸芸教授担任超声科主任。任教授继往开来，带领科室成员主编了《妇产科超声诊断学》（人民卫生出版社）、《中国产科超声检查指南》（人民卫生出版社）、《医学超声影像学》学习指导与习题集、《胎儿及新生儿心脏病学》；参加编写《中国妇科超声检查指南》（人民卫生出版社）和《实用妇产科学》；以第一作者及通讯作者身份发表 SCI 论文及权威核心论文 30 余篇，承担多项省部级课题。获得中国医师协会超声医师分会 2019 年"中国杰出超声医师"称号。

在历任院领导、科主任及现任主任任芸芸教授的带领下，超声科培养出一批又一批优秀超声医生。近几年更是派出年轻医生赴上海市三级甲等医院进修学习，陆续开展了新生儿超声、成人心脏超声、血管超声诊断。两院区目前开设诊室 30 余间，超声科的工作量逐年增长。2020 年，在任芸芸主任的带领下，超声科被授予"中国妇产科超声培训基地"，全国仅 5 家培训基地，华东地区唯此一家。红房子医院超声科历来重视研究生培养，超声科作为复旦大学医学院的博士及硕士点，历任及现任博士生导师有常才及任芸芸教授，硕士生导师有张珏华、严英榴、周毓青、孔凡斌、刘智等教授，数十年来培养博士及硕士研究生十余名。自1987 年建科以来，超声科经历了三十几年的风雨，在院领导和科主任的领导下，在全体超声科医生的共同努力下，超声科的就诊环境发生了翻天覆地的变化，医疗队伍得以壮大，服务理念逐步转变，医疗质量管理及医师培训更加系统。每一位超声科医生都牢记"健康所系、性命相托"的誓言，检查病人时认真负责、一丝不苟、全神贯注、目不转睛，坚持"以病人为中心，以质量为核心"的服务理念。

　　"不忘初心，牢记使命"，让我们带着饱满的激情，携手并进，扬帆起航，共创超声科美好的未来。

"细菌侦探007"

上海交通大学医学院附属新华医院　周韵斓

　　新华医院检验科临床微生物室被临床科室亲切的称为"007"，因为微生物室承担着全院临床微生物标本的病原菌检测及药敏工作，像侦探007一样，凭着丰富的经验和精准的技能快速、准确地进行微生物鉴定，给临床疾病的诊断和治疗提供指导；此外他们在全国率先实行全年无休的24h工作制度，从0点到0点，一周7天，被大家简称为"007"。

　　曾有一名肾内科的患者，痰标本中分离到毛霉菌，疑似肺毛霉病。毛霉病的进展非常迅速，若不及时治疗可出现血行播散危及生命。鉴于病例的特殊性，小组成员争分夺秒，群策群力，技术人员通过原始涂片镜检、菌落及镜下形态观察、质谱鉴定等多方面进一步核实病原学诊断；检验医师系统地了解患者的病史特点，分析感染的危险因素；研究员查阅相关文献及书籍，汇总毛霉菌感染的治疗方案。为了使患者能够得到及时有效的治疗，整个团队工作人员一直工作到晚上八点多，直到撰写好的"少见菌报告结果解释"送到临床医师手中。当大家拖着疲惫的身躯走出医院大门时，已是灯火阑珊，虽然已经很累了，但是看着星星点点的光芒，大家的内心感到非常欣慰。

　　这样卓有成效的工作得益于我们团队的共同努力。临床微生物室每一位工作人员都能以高度的责任心，秉承"以患者为中心，全心全意为临床服务"的宗旨，踏实做好微生物标本的涂片、接种、培养、鉴定、药敏等常规医疗工作。在完成日常大量医疗工作同时，也非常重视以"服务临床"为本的创新精神。我们结合现有的工作模式和检验流程，对传统血培养阳性标本处理流程进行再改造，在国内首次利用分离胶促凝管联合新型的质谱仪（MALDI-TOF MS）直接对血培养阳性标本中病原菌进行快速鉴定，并依据质谱鉴定结果进行直接药敏试验，至少提早一两天发出病原菌鉴定和药敏结果。新流程为临床医师提供快速而准确的诊断和有效的治疗依据，提高血流感染的早期诊断和治疗能力，降低血流感染患者的死亡率，节约医疗资源。该项目在我院 2017 年"创新达人赛"中荣获三等奖，本项目负责人刘瑛教授还作为主要起草人，撰写了《上海地区阳性血培养直接质谱快速检测规范》专家共识，这一规范得到了国内临床微生物学业内专家的一致肯定。

及时获得准确的病原学信息是感染性疾病诊治的关键所在，因此微生物室与临床科室之间的沟通至关重要。我们在全国范围开展"临床微生物专业药敏结果报告时间点问卷调查"，根据调查结果，通过主动调整实验室内部检验流程（更早工作），将既往在下午发药敏报告的时间点，提前至早上 8:00 即向临床发放，便于临床早查房时及时调整抗生素使用，让患者受益。考虑到临床医师对少见菌的临床意义及相关感染的治疗并不熟悉，且绝大部分医院目前无法常规开展相应的抗菌药物敏感性试验，我们自 2015 年开始对临床分离到的少见菌，尝试参照最新的 CLSI 指南、热病等资料或相关文献，并结合本专业知识，为临床医师提供相应病原微生物的临床意义解释、药敏流行病学资料及诊治方案。2017 年开始，我们还特别设立微生物检验医师岗位，积极参与临床感染病例讨论和疑难病例的会诊，为感染性疾病的诊治提供参考建议，定期走访临床科室，听取临床医生对本室的意见和建议并积极采纳改进，不断地提高服务质量。

在细菌耐药日趋严重的形势下，院内感染预防控制工作直接关系到公众健康。微生物实验室承担了我院感染预防控制中的监测工作，对于感染暴发流行的早期发现及溯源具有重要意义。实验室还参与了全国以及上海市耐药性监测工作，我们已连续 3 年获得"上海市细菌耐药性监测优秀单位"称号。为了促进抗菌药物的合理使用，我们定期统计我院各科室细菌耐药性监测数据发给临床医生，作为他们经验性用药参考资料。我们在临床医生早交班前或者利用午休时间，前往相应临床科室进行宣讲，让临床医生有更为精准的经验性用药依据，从而促进临床抗菌药物的规范合理使用。微生物室通过远程系统参与了上海市卫计生委对口帮扶医院的云南省 28 家医院、新疆喀什地区多家医院开展的 AMS 管理系列讲座。

临床微生物室是全科室党员占比最高的小组，在新冠疫情暴发期间，微生物室的党员同志们积极、主动地参与体温检测、流行病学调查、新冠门诊、标本采集、标本转运、标本处理等各项志愿者活动。

临床微生物室全体工作人员有强烈的"服务临床，服务病人"的服务意识，鲜明的服务特色在国内检验界享有较高的声誉，吸引了一大批外院的同行慕名前来参观学习，他们在碰到疑难的菌株时，会首先想到送样至微生物实验室请求协助鉴定。近五年我们已接待近 30 名来自全国各地的进修医生。临床微生物室在保持自身一流的业务水准的同时，也不断影响和帮助周边的各个医院，协助他们进行疑难菌株的鉴定、结果解释、传授临床沟通经验等等。临床微生物室的服务范围已经从新华医院逐步推广至整个上海地区乃至全国。正因为如此，我们的工作得到了业内的认可，同时也获得了多项荣誉：连续多年获得"上海市细菌耐药性监测优秀单位"称号，在医院"创新达人赛"中荣获三等奖，"岗位建新功、党员见行动"活动中获得"党员责任区"和"交大医学院文明岗"等称号。微生物室作为核心小组成员参与的新华医院《"AMS"策略引领下的多学科联合抗感染诊疗模式》荣获"全国改善医疗服务最具示范案例"奖。检验科党支部书记兼微生物室组长刘瑛曾荣获交大医学院"三八红旗手"、交大医学院"优秀党务工作者"以及新华医院"优秀共产党员"等称号，微生物室副组长陈峰同志曾获得新华医院"优秀共青团员""优秀共产党员"以及"服务标兵"等称号。

从"心"出发，仁心守护

上海市第一人民医院　飘琴

新征程

作为沪西南最大内分泌诊治中心，我们上海市第一人民医院内分泌团队与松江区卫生健康委员会于 2019 年 12 月起共同合作开展国家标准化代谢性疾病管理中心（MMC）项目——"松江区 MMC（1+X）模式"建设。带着压力与责任，我们踏上了社区慢病规范管理的新征程。"1"为上海市第一人民医院，"X"为多家社区医院。MMC（1+X）模式将糖尿病的标准化管理覆盖松江的基层和社区，提高了松江地区糖尿病防治水平，提升了基层医生诊治能力，也改善了松江地区广大患者血糖、血脂、血压、体重等代谢指标的控制情况，减少并发症，提升了患者满意度。另外，通过各级医院联动，促进分级诊疗，达成慢病防控目标，提升了公共卫生管理和服务能力。

用心管理

目前松江有八家 MMC 社区成员，包括方松、新桥、车墩、新浜、洞泾、佘山二中心、泗泾、九亭。我们团队用心建设每一个社区 MMC，所有社区 MMC 均有统一的颜色、标志和功能区，配备自动导入式身高体重检测仪、智能血压计、免散瞳眼底照相机、患者教育电视机等，眼底照片上传后 AI 自动读片，实现糖网病早期筛查。社区 MMC 均完成检验数据定期向 MMC 系统上传，实现 MMC 系统数据准确与共享，真正实现慢病区域信息化高效一体化管理。每个社区 MMC 按照 SOP 规范管理患者，定期质控，实现患者在社区的同质化管理及有序转诊。截至 2021 年 4 月，松江地区 MMC（1+X）总管理人数近 2700 人，1 年随访率 87.4%，管理一年后，平均糖化血红蛋白从 7.6% 下降至 6.8%。我们欣喜地看到患者各项代谢指标明显改善，管理成绩优异，高于全国平均糖尿病代谢控制状况，成为全国 MMC（1+X）示范。

专心授渔

社区医生能否胜任 MMC 呢？"授之以鱼不如授之以渔"，我们团队以捍升社区医生能力为抓手，在业务培训方面下苦功夫。借助 MMC（1+X）平台，彭永德教授、王育璠教授等专家亲自开展教学查房、门诊带教，从临床思维、诊疗技术、案例建设、科研能力等多个维度加强"全加专，一对一"的全科医生导师制培养，培训松江、青浦社区导师制学员 40 余位。同时我科在 15 家社区医院开展慢病巡回讲座和内分泌疾病系列云讲堂。经过专业培训，社区骨干医生慢病管理能力飞跃式提升，新桥、洞泾等社区数位社区医生也顺利晋升为高级职称。

放心诊治

患者到社区 MMC 看病放心吗？我科派高年资医师定期在 10 家社区坐诊，把优质医疗技术和规范便捷带到社区，也及时把疑难危重病例转诊到我院，病情稳定再转回社区，探索出高效、便捷区域慢病管理新模式，也受到当地医生和患者的高度评价。疫情期间，我们团队"隔离病毒，不隔离使命"，利用 MMC 平台开通线上远程看诊和患者教育。MMC（1+X）远程看诊不仅在疫情期间共筑医患之间的温情，更是开创了远程信息化社区慢病管理新模式。

专家医生"沉下去"，患者体验"提上来"。

方松社区的顾阿姨是第一个进入社区 MMC 的患者，年龄大，并发症多，每次去大医院看病都很苦恼。自从我科甄琴医生下到社区，接受了糖尿病综合诊治，顾阿姨脸上终于出现了笑容，真心夸赞："现在家门口就能看大医院医生，耐心仔细水平高，还能当场预约转到大医院，走绿色通道看病，真是解决了我的大困难。"

新浜是"松江十一镇"中最偏远的乡镇，糖尿病管理存在诸多困难。方芳副主任反哺家乡，合理利用新浜卫生服务中心医疗条件，进入 MMC 管理的糖尿病患者在新浜当地就能享受与市一同质化管理。在坐诊过程中经常会出现温馨的一幕：年长的患者亲切地拉着医生的手述说病情，方医生用家乡话给予健康教育、治疗调整，增强他们战胜疾病的信心。小小的 MMC 诊室，温暖着医患彼此的心。

仁心守护

锲而不舍，金石可镂。市一内分泌团队每一位医护人员始终秉持"公溥仁心、济世臻程"的初心，在社区慢病管理的土地上尽情挥洒汗水，用我们的专业知识，不断提高社区慢病综合管理水平，守护每一位糖尿病患者的身心健康，助力"健康中国"进入基层、进入普通百姓家，持续提升患者的就医获得感、幸福感和满意度。

静谧的攀研

上海市浦东新区公利医院　张雪

这里没有门诊大厅川流不息的人群，

也没有临床科室医患互动的繁忙，

这是一个与众不同的科室，

犹如浩瀚夜空中一点小而明亮的星光。

这里无法直接为患者解除痛苦，

这里也没有权威神圣的处方，

这是一种不能春耕秋收的付出，

在一条未知的道路上探索黎明的曙光。

这是怎样的曙光？

科学的研究，

犹如茫茫大海中寻找彼岸的小舟，

探索的道路，

是失败与挫折，坚韧与历练轮回揉搓出的顽强。

这是怎样的顽强？

这里工作的对象，是不能"口述病情"的患者，

无言以对的细胞，是寻找答案的指引方向。

是也彷徨，非也彷徨，

每次小小的成果，尽是谨慎缜密，汲取精华的思想。

苦也难忘，累也难忘，

每次微妙的变化，都是拼搏坚守，品格折射的光芒。

这里的地方不大，占有的仅仅数十个平方
这里的人也不多，且是几位年纪轻轻的姑娘
但是，她们走在科技前沿，尽显探究开拓的智慧，
撑起实践科学的力量！
看起来，这里没有时刻的繁忙，
有时候，整天都会坐在电脑旁。
电脑旁，搜索世界的最新进展；
脑海中，汲取精华转化于研究设计的各个地方。
显微镜的世界，给予我们多少启迪多少遐想？
自然界的馈赠，给予我们多少教益多大期望？
清晨的朝阳，地平线的暮光，
沉着的步调上承载着千万人智慧的力量。
潇洒地面对种种失败，乐观地跨越重重屏障，
这是指尖灵动的特写，这是智慧凝集的华章。

春来秋往，沐浴斜阳，
夏去冬至，倾诉衷肠。

是谁让睿智的清溪潺潺流淌，
唤起昔日枝繁叶茂的梦想。
是谁让灵感的甘露点点滋养，
带来今朝枯木逢春的气象！
小分子的世界究竟谁强谁弱，
分子模拟是否符合推理的预想？
密码子的世界究竟孰是孰非，
是否藏有什么不为人知的想象？
微观世界在相生相克中玄妙生长，
人类发展在相辅相成中资源共享。
实验室的世界，

是人与自然灵魂的触摸。

不需要语言,

便了解分子会像战友一样共同对抗外来的入侵者。

不需要诉说,

便可以懂得蛋白质的世界如何此消彼长!

感受生态的和谐原来是这样美好感人,

体会自然的恩赐有时也如此慷慨大方!

科妍与临床,是幕后的创造支撑台前的演绎,

科研人员,是人与自然的媒介,

是向大众展示生命真正的桥梁。

科研工作,是临床实践的基础,

让我们可以真正突破人与自然的屏障!

科研工作终有丰厚的回报,

科研人员没有人前的辉煌!

探索科学的真谛,是我们的信念、力量。

执著的追求,美好的向往!

苦也荣光,乐也荣光!

不忘初心，用爱传承行医之路

上海市肺科医院　丁嘉安 口述　杨宁 整理

　　1961 年我从上海第二医学院医疗系毕业，直接分配到了上海市肺科医院来工作，那时候叫上海市第一结核病防治院。1977 年，我那时候还是住院医生，看到国外一直做肺移植的实验，我就想，我们自己也要试一试。当时就带着几个医务人员在主任医师的支持和指导下开始在太平间做肺再植动物实验。在这个实验成功的基础上，我又开始了狗的肺移植实验研究。到 1981 年底，总共做了100 多条犬的肺移植手术，最终结果是好的，当时犬肺移植术后存活了 700 多天。

　　那个年代医疗设施、医务人员配置都不是很足，遇到困难只能硬着头皮上。现在不一样了，改革开放以来，我们国家的经济飞速发展，医疗保险覆盖的人群逐渐扩大，医疗卫生事业也取得了很大的进步。从我毕业到现在，可以说我见证了肺科医院的发展。2005 年，根据申康医院发展中心的布置，医院精心草拟"十一五"发展规划，完成医院"十一五"发展规划纲要编写工作。规划描绘了医院宏大的远景，申康领导带领有关人员就医院"十一五"期间发展的方向和定位等问题多次来院调研。经过五年的努力，无论是医院的内涵质量还是外部环境，都有了明显的提高和瞩目的变化，期间医院分别荣获上海市文明单位、上海市卫生系统文明单位、上海市平安单位、上海市爱国卫生先进单位、上海市健康单位、全国无烟医院等荣誉称号。

　　在"十一五"期间医院共获得 863 攻关项目和"十一五"重大专项等国家级课题 11 项、省部级课题 58 项、校局级课题 32 项，获科研经费共 5059 万元；获得教育部科研成果二等奖、中华医学科技奖二等奖、上海市科技进步奖技术发明三等奖、上海市医学科技三等奖等奖项；获专利授权 5 项；发表 SCI 论文 44 篇，影响因子总分 125.063。医院的学术氛围非常浓厚，科研教育硕果累累。

2011 年的时候，这一年正是"十二五"规划的开局之年。经过大量调研讨论后形成的"十二五"规划，是医院未来发展的总纲领。规划对医院可持续发展环境做出了清晰判断，明确了医院的功能定位和精品专科发展方向，提出了未来五年发展的总目标。

2012 年，在圆满完成三级医院等级复评审工作的同时，以"创新突破、转型发展"为主线，进一步实施临床路径信息化管理规范医疗行为，以深化岗位目标责任制管理为抓手，提高专业化管理水平。在面对复杂艰巨的改革任务和日趋激烈的发展环境下，医院各项工作持续保持快速、稳步发展。

"十三五"时期，在上海市卫生健康委员会和上海申康医院发展中心的坚强领导下，医院党政领导班子带领全体干部职工，积极顺应经济发展新常态和公立医院改革新要求，主动转变医院运行机制，加快推动医院转型升级，发挥专科医院特色优势，医院医疗业务、科研教育、学科建设、人才培养、内部管理、信息化建设和精神文明建设取得明显成效和重要进展，顺利完成"十三五"规划确定的各项目标和任务。

这段时间是肺科医院历史上发展较快的时期，也是核心竞争力增强较显著的时期，医院在全国肺部疾病诊治领域的地位和作用更加凸显，社会知名度和品牌美誉度持续提升。在 2019 年复旦医院管理研究所全国专科排名中，胸外科位列全国第 2 位，呼吸科获全国提名；在 2019 年中国医院科技量值排名中，胸外科学、结核科学、呼吸病学位列全国第 2 位，肿瘤学、传染病学入榜，分别位列全国第 33 位和第 13 位。

就学科和人才队伍建设而言，呼吸内科、结核病科、胸外科获得上海市临床重点专科建设项目；结核病学获得上海市感染性疾病（结核病）临床医学研究中心；结核病学和呼吸病学获得上海市重中之重临床重点学科建设项目。上海市结核病（肺）重点实验室顺利通过市科委评估验收。这一时期，科技奖励获重大突破，首次获得国家科技进步二等奖和省部级一等奖，共获科研立项 232 项。

2021 年开始的"十四五"时期是深入贯彻习近平新时代中国特色社会主义思想和党的十九大精神的新阶段，是衔接"两个一百年"奋斗目标，开启我国全面建设社会主义现代化国家新征程的新时期，也是上海市向着全面建成"五个中心"、具有世界影响力的社会主义现代化国际大都市目标迈进的战略机遇期。深化医药卫生体制改革，健全现代医院管理制度将迈上新的台阶。

不遗余力深耕"结核田"

上海市肺科医院　杨宁

1973 年，国务院下发文件，向西藏派出医疗队，帮助西藏各地开展医疗、科研、教学工作。1973 年至 1983 年的 10 年间，国家先后派出 5 批、近 2000 名进藏医疗队员。他们一般是在西藏工作几年后即可返回内地，国务院对大学生支援西藏的在藏工作年限为 8 年。

1976 年，我刚从上海第一医学院毕业，为响应国家号召，报名援藏。当时大家都年轻气盛，想为国家医疗建设做出一番事业，我记得母校有 34 个人报名援藏，最后到了火车站，就剩下我一个人了。

当时我患有病毒性心肌炎，正在治疗中，按规定可以不列入援藏人选。但是支援边疆一直是我的理想，再加上自己当时为了去西藏，对高原病做了不少功课，于是主动要求上级允许自己加入援藏队伍行列。

期间有一件让我记忆深刻的事情，就是在承担国际结核病项目的时候，我有幸见到了胡锦涛总书记。那是 1992 年的一个晚上，在西藏自治区人民政府主席助理次仁卓嘎（1993 年任副主席）的陪同下我来到了胡锦涛总书记的家里（北京）。总书记十分和蔼可亲，亲自为我们倒茶，让我紧绷的心情一下子就放松开来。我向总书记汇报了国际项目的进展情况，总书记听得非常认真，时而垂询。

在西藏工作的这 21 年，就是靠党和政府的关心、团队的齐心协力和当地人民群众的大力支持度过来的，期间有痛苦但更多的则是成功后的喜悦。尤其是被评为全国"最美防痨人"见到结核病防治形象大使彭丽媛教授时，激动的心情用言语无以表达，40 余年的防痨艰辛则化作春风一缕，在心中回荡。

"十三五"的时候，结核病发展规划提出的综合防止策略中提到，2020 年，政府领导、部门合作、全社会协同、大众参与的结核病防治机制进一步完善。疾病预防控制机构、结核病定点医疗机构、基层医疗卫生机构，分工明确、协调配合的服务体系进一步健全，结核病防治服务能力不断提高，实现及早发现并全程规范治疗，人民群众享有公平可及、系统连续的预防、治疗、康复等防治服务。医疗保障政策逐步完善，患者疾病负担进一步减轻。

党的十八大以来，习近平总书记和党中央十分关心西藏医疗卫生事业和各族群众的健康，在医疗服务、制度建设、人才培养等方面给予西藏特殊的支持政策，部署实施了医疗人才组团式援藏，为推动西藏医疗卫生事业发展注入了强大动力。光阴似箭，弹指间我从西藏回到上海已有25个年头了，在我心脏病彻底爆发以前，我每年都要去那里看看，西藏医疗事业发展得越来越好，我深感欣慰。

我对结核病防控的最大体会就是要紧紧抓住结核病传染源。有三点措施可以帮助我们：一是大力宣传，让结核病传染源患者能够自觉居家隔离（注意千万不要歧视他们，要多赋予爱心）；二是在有条件的地方将传染源集中治疗、管理，直至其传染性消除；要做好以上两点，必须防治紧密结合。如果我们能够做到这三点，结核病的控制就有希望了！

2021年是开启"十四五"规划的第一年，距离实现联合国"2030年可持续发展议程"结核病控制目标和"2035年终止结核病流行"目标，只剩下10年和15年的时间，也将是结核病防治迈上新台阶的一年。党中央、国务院高度重视结核病防治工作，将结核病防治战略写入了2016年中共中央、国务院印发的《健康中国2030规划纲要》，这是我国履行对联合国"2030可持续发展议程"承诺的重要举措。"可持续发展"是实现"2030年可持续发展议程"结核病控制目标和"2035年终止结核病流行"目标的前提保障。在这里，我理解的可持续发展主要体现在"三个全面"上：一是结核病防治措施得到"全面"落实；二是"三位一体"体系"全面"融合发展；三是结核病防治"全面"融入所有政策保障体系。

展望"十四五"，我国的结核病防治事业前景光明，早发现早诊断早治疗，才能最大限度地减少传播的危害性。这也是构建与确立可持续发展长效机制的最佳时期。

守德心求真务实　炼仁术苦而弥坚

上海市同仁医院　孙寒晓

知所从来，方明所去。每一次历史回眸，都是一次精神洗礼。述往思来，为的是坚守学医初心；鉴往知来，为的是时刻自我警醒、锤炼过硬的本领。唯有向史而新，才能继往开来、开拓创新，接续谱写新的时代华章。

正值建党 100 周年之际，作为一名青年党员、一名团的干部，我有幸参与学党史、知院史、悟思想的活动，并与原长宁区同仁医院内科支部书记、门办主任沈洙铢同志结缘，走近一名老共产党员，切身感受到她一份浓浓爱党爱国爱院的情意也从她的回忆里，听到了一个个感人的故事。

沈老今年已是 87 岁高龄，曾获得长宁区三八红旗手等荣誉称号，在同仁医院工作 28 年直至退休。作为一名中共党员，退休后坚持读书看报，关注时政，在思想上始终保持党的先进性；同时钟爱阅读《同仁院报》，用她的话说，通过院刊他可以时时关注医院发展的点点滴滴，觉得自己未曾离开过这个温暖的大家。

1963 年，沈洙铢同志到同仁医院小儿科工作，历经了 1977 年同仁医院从圣约翰大学校园旧址（原梵皇渡路，今万航渡路）迁至愚园路。因为沈老是当时内科支部书记，先后与圣约翰大学毕业的 7 位专家（副院长、内科主任沈宗仁和祁维良主任、蔡一新医生，外科夏思禹主任和邓其昌医生，眼科葛成筠主任，五官科沈本初主任）共事，除熟悉他们的工作情况，还关心他们生活。聊起那时的同仁医院，沈老不禁感慨条件艰苦，感谢党和政府多年的领导支持，才能有现在同仁的发展。老同仁原来在中山公园后门，门诊部非常简陋，U 字型平房，候诊大厅的地面是烂泥地，下雨天，地面会泥泞不堪，甚至会有人滑倒，顶棚还会漏水，经常要翻修，病房是铁皮房的建筑，医疗条件十分差，软硬件设备也缺乏，服务的对象也多数是难民。在条件艰苦、人手极度不足的情况下，以圣约翰大学毕业的 7 位专家为代表的同仁人传承"光与真理"的校训，求真务实、开拓创新，发扬艰苦奋斗、甘于奉献的精神，默默为人民服务。

沈老回忆起与这批老专家一起共事的难忘经历，一幕幕仿佛在昨天。她告诉我：葛成筠主任是眼科权威，她几十年矢志不渝，追求共产主义理想，在 56 岁时光荣地加入中国共产党。她一生无子无女，以医院为家，一心扑在工作，淡泊名利，不求索取，生活上艰苦朴素、勤俭节约。唐山大地震时，她满怀一腔热血投入到艰苦的抗震救灾工作中。葛成筠主任把自己的青春年华和毕生精力都献给了医疗卫生事业，她生前立下遗嘱，丧事简办，骨灰撒向大海，并将自己的全部积蓄 10 万元人民币作为"特殊党费"缴给了中共中央组织部。牢牢恪守对党和人民的庄严承诺，践行入党誓词，把她的一生都献给了党和人民。

沈老回忆彼时的同仁，不断强调：当时对所有医师不论学历，无谓职称与职位，统一称呼都是"医生"。已是内科大主任的祁维良医生，平易近人，无半点官架子，待同事永远随和。在这样一个平等团结、相互尊重、通力协作的工作氛围中，同仁在"同心"发展，几位圣约翰大学毕业的专家也传承发扬同仁医院"同德"的精神，注重技术传承、注重传道授业。

那时医院地方小，人员不足，1965 年以后一直没有新的医生进医院，至 1972 年才有了卫生学校医师班毕业生进院。以几位圣约翰大学毕业的专家为首，通过言传身教，培养了一批当时医院及区内的医学骨干，为守护人民健康做出了重要贡献。

夏思禹是外科的大主任，那时的同仁医院外科有 150 张病床，以腹腔外科为主，但亦做些其他外科手术，如食道癌的切除、二尖瓣交界分离术等。记得曾经收治的一位肝癌患者做了手术切除后预后很好，直到退休还健在，这在当时是非常先进的。据沈老回忆，外科团队另一位"约大"毕业的邓其昌医生基本功扎实，面对危重患者，不因风险大而畏缩，以抢救生命为己任，得到了同事、患者、家属的一致好评。五官科沈本初主任，在艰苦条件下克服一切困难，技术上精益求精，除常规的手术外，还自行研制了中耳手术器械，开展了当时较先进的中耳各类手术，例如：鼓室成形术的 1-5 型、全喉切除术及颈淋巴结廓清术等。据沈老回忆，那时同仁耳鼻咽喉科的影响力很大，外区病人都慕名而来，许多手术病人或家属要赶早在五六点来排队挂号，希望能抢到一个住院名额。那时儿童风湿热发病率高，为了预防风湿热，有许多儿童要做扁桃体摘除手术。当时医院耳鼻喉科床位有限，为了满足患儿的入院需求，医院开放会议厅作为临时手术病房。在很长一段时间里，医院的会议厅地上睡满了来自各地的小病人。沈主任则不辞辛劳，加班加点为病人做手术，他高超的医术和敬业精神获得医患的交口称赞。提起内科的蔡一新医生，沈老也满是赞扬之词，称赞蔡医生对儿童耐心细致，医德医风高尚，印象里都是其怀抱儿童安抚情绪的样子。沈老在整个采访回忆中，反复强调医德医风、仁怀仁术的重要性，并寄语我们同仁青年要多向这些老专家、老党员学习，学习他们对党的忠诚、以人民健康为己任，永葆对医学的热忱。

"敬佑生命、救死扶伤、甘于奉献、大爱无疆"的精神，是习近平总书记对革命、建设、改革不同历史时期医疗卫生职业精神的科学概括和总结。当年老专家、老党员的教导赋予了我们更多的力量、勇气和智慧，让我们始终牢记初心和使命，激励我们保持对医学事业的激情，担当作为，无私奉献，凝心聚力，奋勇拼搏，共同书写同仁更加壮丽的新篇章！

100 年铸造仁济魂

上海交通大学医学院附属仁济医院　钟晗

十年树木，百年树人。在党旗光辉的照耀下，仁济医院厚德载物、厚积薄发，从西医东渐的领跑者到亚洲领先的综合医院，从寄身民宅的"雒氏诊所"到四院一所格局，始终传承着"以人为本"的医德医风，始终谱写着"仁心仁术"。

177 年前，我们医院在西医东渐的风气中应运而生，为上海带来了先进的西医学，为普通百姓解除了病痛之苦。从"仁济之父"洛克哈脱创院之始，秉承的即是救死扶伤，不为金钱所诱，不为利益所驱。仁济人怀着仁心，秉持着"以尽量为病人减少费用"的信条，"全人之生命，治愈人之疾病，宽解人之痛苦"。

大医至诚，医人以义，多年来仁济一直坚持举办义诊活动，无偿为病人提供医疗服务。每年的二三月，仁济癫痫外科诊疗中心都会邀请包括瑞金、华山、儿科医院等多家医院的癫痫疾病治疗专家，解答广大患者所关心的问题，并对癫痫病进行科普宣传。肿瘤科、疼痛科、肾内科等多个科室也都开展各种主题各种形式的义诊活动。不仅如此，仁济还经常自发地组织医疗队伍，深入社区基层，为老百姓进行科普、义诊和咨询。

医疗资源的不均衡也是现代中国亟待解决的问题。仁济作为医疗行业的领跑者，始终关注边远地区人民的健康和幸福。1999 年至今的 20 多年间，仁济医生在宁夏石嘴山市第一人民医院的传经送宝活动一直持续着，为当地医护人员举办学术讲座，进行教学查房、示范手术等业务培训，传授先进诊疗方法，为医院培养骨干医生，为当地医疗服务提供有力保障，被当地人民亲切地称为"上海医生"。不管是援疆、援藏，还是援滇，仁济的责任与使命感鞭策着仁济人，哪里有需要，哪里就有我们的奉献。

新中国成立以来，我院取得了许多临床医学成果，填补了我国医学的多项空白，如心脏二尖瓣狭窄分离术，使心脏手术从心外进入心内禁区；低温麻醉下心内直视肺动脉瓣切开术，是我国专业心内直视技术的开端；低温麻醉房间隔缺损直视修补，则使低温直视心内手术上了新台阶；针刺麻醉下体外循环心内直视手术尤其成功，更是我国的开创性医学成果。此外，江绍基教授因"消化疾病和血吸虫病等领域"的卓越成就，获得中国工程院院士称号。除此之外，我院在国内首次成功施行的皮肾静脉吻合术、门腔静脉吻合分流术、晚期吸血虫病外科自然治疗进行脾血回输新技术等，都具有相当高的水平

由社会发展导致的疾病谱的改变为医学发展提出了更高更多的要求。仁济紧跟世界医术前沿，加速自身发展，重视边缘交叉学科与新兴学科的建设。消化病学在幽门螺杆菌及与酸相关性疾病如慢性胃病、消化性溃疡、胃癌的诊治研究、自身免疫性肝炎和肝纤维化等的诊治和发病机制研究方面，整体水平为国内领先，部分达到了国际水平。生殖医学科是上海市唯一获准开展供精人工授精、体外受精 - 胚胎移植、卵胞浆内精子显微注射的定点医院，至今已有数千个家庭迎来了他们的试管婴儿宝宝。

仁心仁术济天下，进入寻常百姓家。我想这是每一个仁济人的心声，也是每一个医务工作者的自我要求，更是中国共产党代表最广大人民根本利益的具体实践。共产党自强不息、百折不挠的精神将一直在曲折前进的道路上熠熠生辉，引领我们青年党员在公共医疗和高等教育事业中创造更多的辉煌。

谈历史、讲故事，精神卫生任重道远

上海市徐汇区精神卫生中心　周卿

精神卫生很长时间都处在比较"纠结"的情境下，精神障碍患者的家庭明明深受经济和照料病人困扰，但因为害怕他人知道甚至不愿意接受政府的救治救助；有些人需要接受心理治疗或者精神专科治疗却回避去专科医院；很多人知道精神问题是一种疾病却又回避和患有这些疾病的人接触。这些"纠结"既是一种社会现象，更折射出了一种社会需求。

精神卫生的发展和进步在不断地破解这些"纠结"。1958 年全国第一次精神卫生工作会议后，北京、上海、湖南等地建立了精神卫生防治机构；20 世纪 70 年代上海建立了多部门联合组成的精神疾病防治领导小组，率先探索建立精神疾病三级防治网络；2004 年 9 月精神卫生作为非传染病项目正式进入国家公共卫生行列，同年 12 月，获得中央财政专项经费 686 万元的培训经费（因此称为 686 项目）；2005 年，全国 30 个省共建示范区 60 个，建立了示范区精神疾病信息管理系统；2013 年 5 月 1 日起国家施行《中华人民共和国精神卫生法》；2015-2017 年国家开展精神卫生综合管理试点工作；2019-2021 年国家开展社会心理服务体系建设工作等等。

我是 2007 年参加精神卫生工作的，虽然只是经历了发展过程中的一段，但这是发展最快也是内容最丰富的一段。这段过程中有两个故事让我印象深刻，带给我很多感动和思考。

机遇和挑战

徐汇区 2015 年开始推行"职业康复上岗培训项目"，我当时作为精神康复工作联络员，见到了精神康复者马某。在我眼中，他学识丰富口才好，能弹能唱才艺多，病情稳定自我管理也很好，我积极鼓励他参加了辅助性就业，虽然是一家福利性的小型便利店，但两年里良好的工作表现赢得了周围人的肯定。越来越自信的他之后参加了社会招聘，被一家卫浴行业的公司录用了，从事卫浴安装。成功地成为职场人，是他在精神康复上的努力让他抓住了回归社会的先机。参加工作后一年，因为周围的人得知他一直在用精神科药治疗，开始疏远他，他最终因为人际压力辞职了。结果是遗憾的，精神障碍患者的就业回归需要比普通人面对更多的挑战。这件事也影响着他身边的其他康复者，在参加职业康复训练时变得不那么积极。为了鼓励他们我经常和他们讲这段话："职业回归的确是有挑战的，但一旦有了机会，肯定是给康复训练中基础最好的，训练最积极的人准备的。"2017 年徐汇区与社会组织和职业训练学校签约启动新一轮"支持性就业辅导项目"，通过人际沟通、情绪管理、职业技能等训练，近 100 名无业精神障碍患者，共有 5 人成功入职 3 月以上，职业范围包括送餐员、仓管员、营业员、促销人员等，虽比例不高，但意义非凡。

失去全部到收获价值

这个故事的主人公是我的忘年交，已经 50 多岁的王某，大学毕业，自幼喜爱绘画，8 岁开始在私人画室正式学画。毕业后在酒店做美工设计师达 5 年之久，后独自创业，做美术策划、创意海报、美工动画员，并且在绘画和书法上得到名家授艺，可谓前途一片光明的年轻艺术家。但精神疾病夺走了他所有之前引以为傲的一切，之前有多出彩，之后就有多打击，很长一段时间他都没有走出来，一切都是灰色的。生活开始出现色彩应该是 2015 年。这年，徐汇区推荐他参加了上海市残疾人摄影书画展，其作品《孤独的小女孩》荣获绘画组一等奖，并有作品被书画爱好者收藏。心里有了色彩的他开始接受康复机构为他组织的个性化康复服务计划，鼓励他发挥优势，为其他精神障碍患者辅导书画知识，带领大家一起学习书画创作，寻找美、感受美，在通过帮助他人中找到自己的价值所在。

每一个精神康复者都有着自己的故事，故事里往往都有遗憾和伤感，他们无法忘却，我们不会忽视，作为一名精神卫生工作者我更愿意陪着他们一起寻找生命的动力和生活的价值，让社会上更多的人了解他们、接纳他们。

肺科医院职业病科的建设与发展

上海市肺科医院　戎艳

百年征程，百年光荣，在新时代中国特色社会主义蓬勃发展的今天，在中国共产党建党 100 周年的日子，我们有幸与上海市肺科医院（上海市职业病防治院）职业病科孙道远主任座谈，共同回望科室 23 年的发展历程。23 年来，医院职业病科人才队伍不断壮大，科教研纵深发展，承担起政府服务职能，为劳动者服务的能力显著提升，职业病科呈现全面发展的新面貌。实践证明，党建引领在职业病防治发展方向，人才发现和培养，保证为民服务质量，提升服务公益性方面均发挥了重要作用。

责任担当医心不改

1958 年，我国著名职业病临床专家任引津教授领衔组建了中毒科。1998 年机构改革，科里的临床部分整合入上海市肺科医院，并于 2013 年冠名上海市职业病防治院。10 名职业病医生在新环境下，继续担负起举旗帜、育新人、守健康的使命，继续走好新形势下职业病防治的长征路。大家齐心协力，一心扑在诊断和治疗职业病病人身上。

孙道远主任回忆，当时科室刚刚搬入，工作条件相对比较艰苦，专业医生人手有限，大家多个任务一肩挑。但所有医生都秉承全心全意为劳动者服务的初心和信念，坚守岗位，不负为保护劳动者健康服务的使命。在院党委及其领导班子的正确引领、科室主任为学科发展殚精竭虑以及全科室员工的共同努力下，职业病大楼建起来了，新的年轻医生融入来了，配套实验室也建起来了，大大缓解了科室困难。目前上海市肺科医院职业病科已发展成为国家职业病临床重点专科、国家级核应急医学救援分队依托单位、上海市化学中毒与核辐射医疗救治基地。成为职业病临床人才结构合理、设备完善的职业病临床诊治权威机构，而在全国具有一定的知名度。

敢为人先红船精神

2002 年颁布实施的《中华人民共和国职业病防治法》，对职业病防治工作具有里程碑意义。在党中央领导下，全国各地，各部门不断加大职业病防治力度。说到体检中心和核化医疗救治基地建设，孙道远主任感慨万千，他说：就是在开天辟地、敢为人先的首创精神，坚定理想、百折不挠的奋斗精神，立党为公、忠诚为民的奉献精神的"红船精神"引领下，我们在职业病临床基础上，率先示范，开辟出标准化、规范化、科学化职业健康监护工作的新方向，为保护劳动者健康，减少职业病发生，促进社会经济可持续发展做出了重要贡献。我院建成的上海市唯一一家规模化、系统化的化学中毒与核辐射医疗救治基地，在保障国家安全方面也起到了重要作用。基地坚持每年开展大型应急演练 1-2 次，圆满完成应急保障任务十余次，队伍中党员冲锋在前，带领全体成员充分展示出"战时能战，平战结合"的战斗力。

医暖人心大爱无疆

2020 年 7 月，我院张哲民副院长、职业病科孙道远主任出席了云南省红河州第三人民医院"孙道远专家工作站"揭牌仪式。工作站的建立有助于将我院职业病防治先进技术引入红河州，对其职业病防治产生积极的推动作用和示范效应。2020 年 8 月 -10 月，由院党委张雷书记、职业病科孙道远主任带队，我院职业病工作组先后五次援川援藏，对四川省凉山州和西藏自治区林芝市、日喀则市、拉萨市墨脱县与达孜县等地区开展职业病防治技术帮扶工作。最终完成现场检测 2500 余次，帮扶 15 家企业，对上万名劳动者进行了职业病防治知识普及，现场授课 2 天。

在谈到扶贫细节时，孙道远主任只是用"灰头土脸但精神饱满""职责所在"几个字轻松概括，但从满满的成绩单中我们看到的是党员示范先行，党员干部表率引领的强大动力，是情牵群众、心系贫困、忘我工作、求真务实和真抓实效的扶贫行动。最后，孙道远主任语重心长地说：职业病防治技术扶贫之路任重道远。我们需要踏实总结经验，理清脉络，坚持可持续投入，期望通过长期技术扶贫，带领职业病防治薄弱地区走出技术脱贫的特色之路。

守正创新再创佳绩

新时期，院党委进一步完善职业病防治工作的顶层设计、整体规划，在孙道远主任的带领下组建了检测与评价中心，在政府服务职能、学科建设和服务对象三方面意义重大。2021年《职业病防治法》宣传周，在院党委和行政部门的支持下，职业病科室开展了"中国共产党为人民谋健康100年""共创健康中国，共享职业健康"的主题宣传活动。通过此次宣传活动，加深了企业职工对《职业病防治法》相关法律及防治知识的认识，促进了企业职工树立职业健康理念，营造了关心健康企业建设的浓厚氛围。

不论是一体化发展，还是健康促进的新融入，都体现了新时代中国特色社会主义阶段，我院职业病防治工作与时俱进的变化与发展。

通过短短半小时的座谈，让我们这一批新职防人了解了职业病科的发展脉络，也深刻认识到没有共产党的正确领导，就没有学科的全面发展。在新时代，我们会继续为职业病防治事业贡献力量。

·医者仁心·

不忘初心，始终如"1"

复旦大学附属华山医院宝山院区分党委

2021 年是建党 100 周年，百年来，中国共产党始终坚守初心，为中国人民谋幸福，为中华民族谋复兴。100 年来，中国共产党带领中华民族实现了从"东亚病夫"到"东方巨人"的历史性跨越。健康是幸福之基，是复兴之本，更是开创健康中国新局面的生动写照。

习总书记说："健康是幸福生活最重要的指标，健康是 1，其他是后面的 0，没有 1，再多的 0 也没有意义。"

华山医院宝山院区建设的初心，正是党和政府为均衡优质医疗资源，解决郊区"看病难、看病贵"问题而实施的民生健康工程。开业八年多，华山医院宝山院区分党委深入践行"党建引领公益，志愿凝聚力量"，通过"党委搭建平台、支部踊跃参与、党员先干多干、区域党建助推"的新做法，打造了多个公益服务品牌项目，在通往健康的道路上，我们初心不改，始终如"1"。

服务百姓，我们"1"心"1"意。2014 年 12 月，我们与顾村镇党委合作，每月交替开展六大志愿服务，邀请副高以上职称的专家下社区，结合健康热点、节令气候等开展针对性服务，让广大居民在家门口就能享受到三甲医疗服务。7 年志愿，累计举办活动 223 次，派出党员专家、医务志愿者 1007 人次，获益居民超过 30257 人次，项目被评为上海市卫生计生系统"优秀志愿服务品牌"。

志愿关怀，我们始终如"1"。2015 年，华山医院宝山院区分党委与顾村镇党委再次牵手，推出"华山北院一公里服务计划"，引入周边社区的优秀党员志愿者，为门诊患者提供病历本填写指导、陪诊、导医等多种助医服务。5 年时光，6 个志愿服务小组，800 余位志愿者，服务于 6 个志愿岗位，奉献于春秋冬夏，更坚守在疫情，我们与志愿者共同携手，始终如一地为患者健康保驾护航。项目获评上海市卫生健康系统志愿服务"一基地 一品牌"，更助力医院获评上海市志愿者服务基地和宝山区志愿者服务基地。

患者关爱，我们求同存"1"。研究证明，早期康复治疗对缩短住院时间，预防并发症等有重要意义，但目前患者对康复的认识仍有不足。2017 年，我们开启"晓康之路——新入院患者全覆盖康复评估指导计划"，将关爱主动前移到每一位患者的入院当天，由康复医师主动到床旁提供康复指导。服务开展以来，受益患者达 3300 余人，有效改变了以往"专科请会诊"的传统模式，在同样的入院流程中带给患者更多的爱与关注。项目获评上海市卫生计生系统"医疗服务品牌"，康复医学科获评"国家卫健委改善医疗服务创新科室"。

帮老助老，我们全心全"1"。由于老年肾衰竭患者在腹透操作时存在诸多不安全隐患，2019 年，我们开展"让爱到家——老年腹透患者上门关爱检护服务"，组织医生、护士和医务社工定期上门，提供体检评估、护理指导与心理疏导，同时，医护人员设立"24 小时热线电话与微信群"，随时答疑解惑。项目开展 3 年来，医护人员走过了一百多公里的上门之路，受益患者达 3000 余人次，我们以爱之名，全心全意护佑老年患者生命健康，项目获评上海市卫生健康系统"创新医疗服务品牌"。

学史力行，我们甘之如"1"。在医院所处的宝山区顾村镇，有这样一群离休干部，他们年轻时紧跟党的步伐，为新中国的成立作出了巨大贡献，他们的红色足迹，永远值得我们学习与尊敬。2019 年 6 月，华山医院宝山院区分党委与顾村镇党委合作开启"医顾暖源"项目，每月主动为 2~3 名离休干部上门检护。两年来，我们在志愿服务的过程中学党史、悟思想，在党建的引领下办实事、开新局，贴心地为老党员们打造"温暖到家"的服务体验，更在一段段岁月历史中强化属于党员的责任与担当，再甘之如饴地继续投身于为人民、为患者服务的事业中。

科普惠民，我们因地制"1"。在 2020 年的疫情防控中，为了让市民不出家门就得到三甲医院医生的指导，我们设立"医直播——互联网医学科普频道"，组织党员专家每天定点直播，为广大市民提供"感兴趣、听得懂、用得上"的健康科普知识，力争将"医直播"打造成为"百姓身边的健康顾问"。截止 2021 年 5 月 21 日，"医直播"已播出 250 余期，参与医护人员 270 余人，观看点击量近 25 万人次，留言互动 26000 余条，项目入选宝山·"红帆联盟"区域化党建项目,获评2020年度复旦大学优秀医疗服务品牌、第四批上海市卫生健康系统"创新医疗服务品牌"和中国科协"全国科普日优秀活动"。

每个"1"脚踏实地,所有"1"齐头并进,百年来,中国共产党为民生健康幸福立柱架梁,人民群众的健康获得感不断增强,一条致力于让近14亿人过上美好生活的健康中国之路正在铺就。

站在百年新起点,我们将继续用公益医疗铺好健康路上的每块砖石,尽己所能地夯实我们的健康之基,在实现中国梦的康庄大道上奋斗前进!

情起而深，爱在丘北

复旦大学附属华山医院宝山院区　陈虹

　　云南省文山州丘北县，一个地处祖国西南边陲的小县城，近年来，因其境内拥有的国家 4A 级普者黑景区而渐为人知。由于一段支边经历，这个原本于我陌生又遥远的地方竟成了一个刻入我生命记忆的"第二故乡"。

　　2019 年 3 月 26 日，我作为医院第六批对口支援丘北县人民医院医疗队的队员之一，奔赴滇东南的这个小县城。这里地处山区，距离省会昆明 280 多公里，虽然偏僻，但得益于高铁的开通，只花了 1 个多小时就从昆明到达了丘北。同样的路程，相比三年前第一批队员长达 4 个多小时的公路颠簸，我们显然幸福很多。

　　更幸福的是我们的目的地不仅气候宜人，风景如画，而且民风淳朴，节庆众多。丘北是个有着 50 多万人口的县城，其中包含汉族、壮族、彝族、苗族、回族等 10 余个民族。地方虽不大，但街上大大小小的商铺酒店，来来往往的私家车，鳞次栉比的楼房展示着它欣欣向荣的一面。然而，这些繁华掩盖了它的贫穷，那些贫穷的角落都隐没在距离县城几十公里开外，起伏而裸露的山坡和一段段崎岖不平的土路上，也隐没在寥落的乡村间、寒酸的集市中、简陋的民房里和瘦削风霜的农民脸上。

　　有人说，最可怕的贫穷不是缺钱，而是缺乏爱和见识。所幸，丘北不乏见识，更不缺乏爱，因为国家脱贫攻坚的任务细细落实到当地，许多贫困户都开启了结对帮扶的计划。比如我支援的丘北县人民医院医护人员，他们在紧张繁忙的工作之余，都会定期到帮扶对象的家中走访，帮他们解决生活中的实际困难，更为他们寻找脱贫致富的办法。比如豪爽洒脱的左院长出钱买好良种，亲自送到贫困户家中教他们耕种；率性风趣的杨副院长自掏腰包给档卡户买好小猪崽供他们养殖；

耿直勤勉的王主任自费给农户家修建厕所，改善他们卫生条件……这些他们认为不足挂齿的故事，却一次次让我深深感动，感动于他们对自己家乡无言的大爱、朴实的真爱，这让我坚信来到丘北，支援丘北县人民医院是值得的。

身为异乡客，我也切身感受到丘北人温暖的关爱。从我们抵达丘北的第一天晚上接风宴上醉人的醇酒，到壮乡妹子婉转的迎宾歌声；从对我们 24 小时自由开放的球馆，到被当作贵宾特约参加的一年一度的壮族、彝族节庆现场；从周末受邀郊游的草场、湖淀，到护士长亲自下厨的自家餐桌；从日常无偿提供的纯净水，到每天免费使用的饭卡，无不诠释着丘北人的热情与真情。这一切让我有了归属感，也正是因为这份归属感，丘北于我才这么特殊。

至今，我仍忘不了丘北。我忘不了青龙山上俯瞰晨曦中薄雾缭绕的普者黑村如仙境般梦幻，忘不了乐水洞边日落时分绚丽的云彩倒映那摄人心魄的静谧，忘不了万亩荷花竞相绽放时的连天碧叶婀娜多姿，忘不了那里澄净的蓝天，清澈的空气……忘不了，永远忘不了。

在援边的这半年里，留存在我心底的除了丘北不可方物的美，更还有支援期间的点点滴滴。虽然我们没有可歌可泣的丰功伟绩，没有惊心动魄的生死抢救，也没有感天动地的不凡壮举，但有的是各科室的门诊、查房、手术，有的是全院疑难重症会诊和下乡义诊，有的是或大或小的讲座培训和无形的理念传输。我和援滇队员们也为丘北留下了一些不可磨灭的"印记"：顺利改造医院检验科，创立急诊胸痛中心、创伤中心及 ICU，同时装饰美化儿科门诊、病区，改善就诊环境；开展普外科结直肠癌腹腔镜手术、泌外科腹腔镜和输尿管软镜等微创技术新项目；优化医疗、护理管理流程，开启中医科推拿的"传帮带"等。在丘北县人民医院软件、硬件不断提升的路上，都留下了我们一同携手打造健康的足迹，也正是这串足迹让我无悔此行。

我记得食堂那个撒尼族阿姨因为小外孙反复发热忧心忡忡的神情，记得那个检验科化验员带着患抽动症的儿子在某个中午找到我时的焦虑，记得那个回族同胞因孩子一直颈部淋巴结肿大的紧张……而这些，都因得到他们心中"上海专家"的耐心解答而释然。所有细碎的片段都是我身为一名普通医生平日的小幸福。同时，我又为自己十分有限的给予而歉疚，因为在这块广袤的大地上，还有太多我力所不能及的事情，而这些缺憾也时刻提醒我健康扶贫之道阻且坚，医者的使命光荣而重大，鞭策我不断努力前行。

有爱的地方就有希望，有情的地方就有未来。当我离开丘北的时候，县城的轻轨还在建。2021年3月,当第十批队员到达丘北接过接力棒时,轻轨已经开通了。已经在2020年成功脱贫摘帽的丘北,这片我曾经生活过、收获过、付出过的土地应该变得更美了吧?我相信这个充满爱,溢满情的小山城终究会摆脱贫穷,走向美丽、健康、幸福的目的地。

战斗在生死之间

上海交通大学医学院附属仁济医院　葛恒

在我办公室的橱窗里，放着一副鞋垫。蔓绿色的简洁花纹上，用红色分别绣着"吉祥"和"如意"的字样。这是一位心梗患者的爱人亲手纳制的祝福鞋垫，是当地表达感谢的珍贵礼节，每每看到它们，我就想起了那个惊心动魄的不眠之夜。

那天夜里，一名50来岁的男子因为广泛前壁心肌梗死合并心源性休克被送入了急诊。心内科急性心梗抢救绿色通道被迅速激活。作为当日备班的负责医生，我指挥着团队开始急诊血管造影。

饶是都已经见多识广，检查结果依然让大家都倒吸一口冷气：患者的右冠严重弥漫狭窄，回旋支发育细小，前降支次全闭塞；更麻烦的是，病变部位严重钙化。病人的生命岌岌可危，我们却陷入了两难的境地：前降支是"罪魁祸首"，需要即刻开通恢复血供才能纠正休克。然而，严重钙化却是冠脉手术最大的麻烦，钙化的阻挡有可能导致无法顺利植入支架恢复血流。患者的心脏供血已经处于非常脆弱的状态，操作中稍长时间的血流阻断都可能将患者推入万劫不复的深渊。怎么办，开始支架手术，责任便全部压在我们肩头，一旦发生术中死亡，谁也不知道会不会惹来麻烦。相反，这种情况下采用药物保守治疗对医护人员是最安全的，但对患者而言却是凶多吉少。其实，这样的选择题我们已经做过无数次，答案只有一个：只要家属能够理解支持，我们就要尽一万分的努力去拯救生命。时钟指向凌晨1点，导管室内，气管插管，植入主动脉反搏球囊，大家有条不紊的按照危重心肌梗死抢救预案和死神争分夺秒。惊涛骇浪如期而至：钙化像一头拦路虎，甚至导致了支架的脱载，患者出现反复室颤。一次次的心肺复苏，一次次的艰难尝试，当患者的血管终于被开通，情况趋于稳定时，天空已经泛白。

这样的场景几乎每天都在上演。随着心梗患者与日俱增，心梗抢救团队成为医院中最常直面生死的一群医护人员：经年累月24小时随叫随到，我们常奋战通宵，稍事休息还要继续白天的工作。说实话，很苦，很累，但拷机响起，大家都会把一切抛之脑后，再次全身心投入抢救工作。团队十来位成员，党员占了一多半，心中的党旗也许是鼓舞大家不惧艰辛，坚持初心的最强大武器。因为我们都明白，牺牲小我，尽力守护每一个生命是医务战线共产党员诠释自己党员先进性的最好方式。

在我的柜子里，还有30多面心梗患者赠送的锦旗。看着它们，我的心中便充满了自豪感，这是对每一次精疲力尽的最好补偿。小时候，我对共产党员的最深刻印象就是"战斗在生死之间"。虽然大多数党员的先进性只能体现在平凡工作中，但心内科医生这份职业却让我有机会去体验这份英雄情怀。我会一直坚持下去，和团队成员一起，做心梗患者全天候的守护者。用对每一个生命的尊重和拼搏，去展现党员的光辉。

不忘初心，做新时代"红船医者"

上海交通大学医学院附属仁济医院　林冬妮

"姐姐，我以后也想像你一样，当一名医生。"

刚表演完"小黄人"科普情景剧的月月突然笑盈盈地看向我，她正握着我的手走下舞台。

眼前这个古灵精怪的小女孩10岁了，上四年级。如果不说，没有人能想到这个刚刚完成了精彩表演的小姑娘曾是一名胆道闭锁的患者，刚出生不久就出现了严重的黄疸与肝硬化，是肝移植挽救了她的生命，而为她主刀的医生正是仁济医院肝脏外科主任，我的博士生导师——夏强教授。

在20多年前的中国，一个孩子如果得了胆道闭锁这样的罕见病，可能还没来得及过人生第一个儿童节，就匆匆告别人间，留下几个家庭陷入绝望。

1997年，中国完成了第一例儿童活体肝移植手术。那一年，我刚出生。

2017年，仅仁济医院肝脏外科就累计完成1200例儿童肝移植手术，那一年，我已是交大医学院的一名大二学生。

一切为了人民，正如百年前从上海石库门房子到嘉兴南湖的那条红船上，中国共产党诞生的初心一样，一代代医务工作者始终牢记"守护人类健康"的使命，敢为人先，百折不挠。从国内儿童肝移植的一片空白，到肝移植手术量连续十年位居中国第一，儿童肝移植手术量连续八年位居世界首位。这个2004年才成立的仁济医院肝脏外科，从零起步，奋勇拼搏，不断突破观念的禁锢、技术的挑战，实现中国肝移植从量变到质变的飞跃。

2020年夏天，我无比荣幸地加入到这个团队中，成为一名肝脏外科的博士研究生。回想起第一次见到夏老师，他对我说："如果你想成为一名纯粹的医生，那么欢迎你加入我们肝脏外科。"

在我眼中，夏老师就是这样一位一心扑在工作、扑在患者身上的纯粹医生。他常对我们说：哪怕是做第 1000 例手术，还希望我们能像对待第一台手术一样，慎之又慎。因为对每一位患者来说，这很可能是生命中第一次、也是唯一的手术。不忘初心，秉承开天辟地、敢为人先的首创精神，夏老师代领着肝脏团队，书写了医学奋斗的传奇。

身处这样优秀的团队，老师们对医学事业的信仰，每人都在感动着我，激励着我。科里的老师们除了每天六七个小时高强度的手术，早晚查房，还要利用休息时间为全国各地的患者们答疑解惑，凌晨 3 点的手术室，微信上闪烁的是患者的各种提问消息，放下手术刀，不管多晚，老师们都会一一回复。不忘初心，每一位医生坚定理想、百折不挠的奋斗精神，用自己的青春书写新时代的医者使命。

在我们科里，还有一群"器官快递员"，每一场取肝就像是与生命在赛跑，半夜飞机落地，清晨获取器官，中午赶回手术。有时候他们刚放下包，下一秒新的肝源出现，连澡都来不及洗，便奔赴下一个地方。无论是阖家团圆的除夕夜，还是疫情肆虐的特殊时期，哪里有肝源，哪里就有他们的身影。不忘初心，他们秉承立党为公、忠诚为民的奉献精神，为了一线生的希望，一直在奋力奔跑。

100 年前，嘉兴南湖上那艘小小的红船，承载着人民的重托、民族的希望，越过急流险滩，穿过惊涛骇浪，已然成为领航中国行稳致远的巍巍巨轮。17 年前，仁济肝脏外科这艘小船，怀揣共产党人的初心，为民担当，无私奉献，勇攀人类医学高峰，不断创造着引领全国、震撼世界的奇迹，他们是无数仁济人的缩影，以大爱无疆的精神追求卓越，为健康中国的理想身体力行。他们，是仁术济世的弘扬者，为党旗绘上最璀璨的光辉！

望着月月真诚的脸庞，我笑着握紧了她的手，她传递给我的，是患者对医生的信任，更是时代赋予我们新一代医学生的使命与责任。秀水泱泱，红船依旧；时代变迁，精神永恒。让我们不忘初心，做新时代"红船医者"。

用今生践行最初的誓言

上海交通大学医学院附属仁济医院　王维俊

记得懵懂年纪起，我的父母长辈们就反复跟我说，"要学好，要好好学习，要乐于帮人""听共产党的话，将来争取也入党"。我是自小唱着《东方红》《五星红旗迎风飘扬》《我们是共产主义接班人》等歌曲，看着《英雄儿女》《高山下的花环》《焦裕禄》等电影长大的，喜欢那激昂的旋律，也常常被电影人物的事迹感动落泪。慢慢终于明白，自幼所受的教育就是要让自己成为一个对社会对国家有用的人。

作为医生，努力精进自己的专业技术才能更好地为病人服务。20 多年前刚入体外循环专业时，为了尽快全面掌握这一技术，晚上看书至深夜，白天手术结束后，继续模拟每一手术病种进行理论结合实际操作，进行纵向与横向手术流程细节梳理。由于场所限制，只能在没有空调的普通库房进行，冬天还好，夏天赤膊还满身是汗。当时我院尚未开展深低温停循环技术，这是开展大血管手术的必备技术，能进行此类手术代表了一个单位的专业高度。经过近四年的努力，终于完善了本院体外循环技术常规，并积极拓展体外循环技术在其他学科的应用。

2001 年首次接触到体外膜肺氧合即 ECMO 技术，此技术是体外循环技术的延伸，为那些对传统方法救治无效濒临死亡的患者带来一丝希望，我感到有可能开展，立刻引起兴趣，于是积极搜索相关文献，并利用可找到的体外循环设备、材料进行组装，于 2003 年首次应用于一高龄心梗心功能衰竭患者。ECMO 建立需要特别方法和设备材料，在随后的监护、评估与管理中更耗时耗力，常常因为要守在床旁，数日甚至数周不能正常饮食休息，这还是一个高消耗且必须团队协作的技术。随着不断学习和经验积累，成功案例逐步增加，每当那一刻，所有的辛酸都很值得。

2020 年，突如其来的新冠疫情几乎让所有人陷入恐慌之中，在此危难时刻，全世界只有中国共产党人能够实事求是、果断担当、合力出击，率领中国人民取得抗疫伟大胜利。作为共产党员，从知道疫情的那一刻起，就做好随时听从召唤奔赴前线的准备。说实话，因为对新冠病毒不了解，内心也是恐惧的，但我想如果因为恐惧没人去，那病毒蔓延开来终会来到我们身边，到时还有谁来救我们自己和亲人，自己是医生，又是共产党员，前线的人民也是自己同胞，我应该去，我要去。所以，当科室报名时，我第一个报了名，我认为我是我们科最适合去的人，因为我没有老人需要赡养、孩子已经大了能自己照顾自己、爱人也是医生一定能理解，更重要的是前线的危重患者需要我的 ECMO。在党中央不惜一切代价、不放弃任何一个生命的伟大决策下，我终于走上前线，最终尽心尽力完成了组织交给的任务。在抗疫胜利回来的路上，有记者问我最大感触是什么。我深有感触：幸亏我们都是中国人，幸亏我们都有一个伟大坚强的领导核心！

时间转瞬即逝，抗疫归来已一年多了，往事历历在目。在不平凡的 2020 年，中国共产党带领全国人民不但快速战胜了疫情，还带领中国实现了世界大经济体中唯一经济正增长。今年正值建党 100 年，作为一个有 20 多年党龄的普通党员，我更加坚信，中国共产党一定会继续带领全国各族人民走向繁荣，实现民族伟大复兴！我仍将继续用今生践行当初的诺言：坚决跟党走，为人民服务。

真情构筑母婴安全防火墙

上海市妇幼保健中心　高菲菲　潘琦

端午节的晚上，第二医院急诊室突然响起急促的铃声："喂，我是120，马上送一位高热昏迷的产妇过来，她体温40℃，血压60/40mmHg，心率120次/分，呼吸急促，氧饱和度只有91%，请立即准备抢救！"

10分钟后，一位面色发灰、昏迷不醒的产妇由120急救车送来，抢救室里所有医护人员全部到位，迅速启动危重孕产妇救治流程。

一同而来的患者丈夫已经急得语无伦次："医生！医生！快点救救我老婆，她已经昏过去了！不知道还有气儿吗？"

妇产科医生忙问道："这位家属，请您说一下她的发病经过，好吗？我们需要查找高热、昏迷的原因。"

患者家属向医生简要描述了病情后，院方组织多学科专家会诊，予抗感染、抗休克、降温、镇定、维持电解质平衡等治疗，病人始终昏迷，到底是甲亢危象，是肺栓塞，还是颅内感染？或者是脓毒血症？时间一分一秒地过去，专家们一直在讨论，但显而易见，这是一起罕见的、疑难的"危重孕产妇"病例。

正当院方踌躇之际，上海市妇幼中心危重管理团队立即启动应急预案，当班接报人员根据相关流程迅速开展工作，协调沪上相关专科顶级专家及时赶赴现场协同参与救治。经过一系列检查和会诊，提示该病例为死亡率高达95%的"暴发性肝功能衰竭"，已达"濒临死亡"级别。

市卫健委、市妇幼保健中心领导高度重视，亲赴现场与专家共同讨论有效救治方案。患者昏迷了整整7天，经过每日沪上优势专家的集体会诊，积极保肝、净化血流等治疗后，第八天患者神志清醒；第三十天，开始恢复进食；第四十八天，患者肝功能完全恢复正常，痊愈出院了。

在这场与死神的赛跑中，最终我们赢得了胜利，而创造奇迹的就是上海市危重孕产妇管理网络，她的中枢神经是"市妇幼保健中心危重管理团队"。这支由女性比例占93%的团队实行当班负责制，市、区、院三级危重专线24小时接报互动督导，365天昼夜值守！在过去的10余年，创造了5000余次这样的奇迹。

世界卫生组织2012年公布的数据表明，全球每1分钟就有1名女性在分娩时死亡，这意味着全球每年有50多万名妇女死于妊娠或分娩。这恰恰印证了中国的一句古话，"生孩子就像走了趟鬼门关"。

然而，改革开放以来的危重孕产妇管理让这句老话成为了历史。从1978年起，上海市建立了孕产妇系统管理制度。针对危重孕产妇的救治，2007年建立了危重孕产妇抢救报告制度，成立了上海市危重孕产妇救治网络，设立了5家危重孕产妇会诊抢救中心。2009年全覆盖推广妊娠风险预警评估，形成全国首创的五色风险预警特色管理。经过一系列艰苦卓绝的努力，它们为申城"母婴安全"构筑起一座强大的"安全防火墙"。

十多年来，上海市孕产妇危重救治网络取得了显著成效，市妇幼危重管理团队从政策、规划、管理和队伍建设多方面进行了提升和优化，确保上海市孕产妇健康和安全水平领先于全球。上海三大健康指标已连续多年达到发达国家水平。2018年上海市孕产妇死亡率创历史新低，2019、2020年继续保持优异指标。上海危重孕产妇抢救网络管理和孕产妇风险预警评估管理，这两大举措已被国家卫健委采纳作为国家规范，在全国推广实施。

2021年是中国共产党建党100周年，也是"十四五"规划开局之年，上海妇幼保健中心危重管理团队以确保孕产妇生命安全和健康为核心指标，做好以人为中心的高质量危重孕产妇救治工作，进一步科学、系统地建设上海市危重孕产妇救治网络。从源头严防风险，全面开展孕产妇风险筛查与评估；紧盯重点人群，严格落实高危专案管理；严守安全底线，着力加强危急重症救治。保持上海市国际领先的危重孕产妇救治成功率和低孕产妇死亡率是上海市妇幼卫生工作的重中之重。

前途漫漫，任重而道远，我们妇幼人将切实以妇女儿童健康为中心，推动妇幼健康事业高质量发展，努力让广大妇女儿童获得感成色更足，幸福感更可持续，安全感更有保障。希望在不懈努力中，始终做好上海"母婴安全"的守护者！

岁月悠悠医者心

复旦大学附属妇产科医院　于海林

2006 年，我第一次来到上海走进红房子的场景依然历历在目，清一色红色古朴的砖墙，7 号楼老洋房式的建筑，1 号楼红漆斑驳的楼梯，踩上去吱呀作响，无一不透出历史的沧桑和厚重感。而恰恰是红房子悠久的历史文化和丰厚的医学底蕴深深吸引了我。

初进临床，是妇科 3 病房，每天早查房前，要把床位上的药换好，每天参加完手术，默默写病历，等贴完厚厚一沓化验单，往往已经是接近晚上 11 点，回学校的 218 路公交车早已停运了，身为穷学生也只能奢侈地打车回学校。

在产科轮转时，早上 7：30 前得把床位上病人听一圈胎心，然后是查房，等待上级医师的灵魂拷问，经常被问得哑口无言，羞愧难当，回家恶补相关知识。多年后，自己成长为带教老师才明白，这就是所谓的 PBL 教学。在被上级医生一轮一轮的灵魂拷问中，自己的临床经验和临床思维也在不断地积累和构建。

在轮转期间，曾经碰到过有一位胎膜早破的孕妇。我去查宫口，感觉和平时摸到的光滑胎膜不同，这位孕妇胎膜粗糙凹凸不平，表面似有血管迂曲，当时心里一惊：这难道就是书上说的帆状胎盘前置血管？这么少见的情况会被我碰到吗？手指从患者阴道拿出来，见一股清清的羊水流出来，而这更让我疑惑！"书上不是说前置血管者胎膜破裂会血性羊水吗？为什么这人羊水是清的？"带着这样的疑问和不安，我在孕妇床旁观察了一会，始终未见血性羊水……但是疑问多多，我还是汇报给了上级医师徐焕老师。徐老师跟我来到床旁，掀开病人被子的一刹那，我惊呆了：孕妇屁股下面已经形成一个带着病人臀印的血块。立即听胎心：70bpm，徐老师当机立断：开掉，把床推到手术间！于是在接近下班的点，产房开始了规模浩大的抢救模式——最终母子平安。而我也平生第一次见到了典型的帆状胎盘前置血管，也明白了之前孕妇没有血性羊水只是因为胎膜的破口尚未撕裂到血管；而当宫缩足够强，胎膜破口撕裂扩大、损伤到前置的血管后，即会发生前置血管破裂出血，血性羊水。一旦发生前置血管破裂，胎儿因失血过多抢救回来的机率很低很低……这件事情发生后，我后怕了很久。要是我当时没有把心中的疑虑汇报上级，这个宝宝肯定就不在了。这件事让我第一次意识到，作为一个学医刚刚起步的我，一个决定也会产生很大影响，自己的存在也是很有价值的！从此，在管理病人的过程中，但凡我心中有疑惑，定要查阅文献、请教上级。

无论产科还是妇科，医生的同理心和临床思维同等重要。那是一次妇科急诊，冬夜，寒冷，一男家属慌乱地来敲门，说他老婆在宾馆大出血了请求我们去看看。在问清楚病人的出血尚不危及生命之后，我们请他带病人到急诊来，男家属面露难色，说他们还有个2个月的小孩在宾馆，他一人无法带病人来。因急诊不能脱岗，我和急诊护士帮他联系了后勤的师傅，请师傅推着轮椅到附近宾馆接病人。10分钟后，凌晨2点钟，我正埋头看另一个急诊病人，忽然一个清脆的女声问道："我老公呢？"我一抬头，一位外表靓丽的长发少妇，站在诊室的中央。我愣了一下，反应过来，开完笑地问道："你就是那个在宾馆里大出血的人，是吧？"少妇不好意思的"嗯"了一下。见她一般情况还好，我请她稍等，看完手头的病人，再为她检查。经过检查，患者的阴道出血如月经量，询问病史得知：原来患者两个月前在外地私立医院剖宫产，产后1周发生大出血，行子宫动脉栓塞＋清宫。两周后再次发生大出血，又一次接受清宫后，出血慢慢止住。3天前，患者阴道又少量出血，因担心再次大出血所以来到我院看专家门诊。专家门诊时间还未等到，病人半夜阴道出血多了，十分恐慌，又不能把孩子扔在宾馆不理，这才有了老公来急诊敲门的一幕。

检查完病人几分钟后，病人老公抱着宝宝来了，急急慌慌地说：哎呀，她要醒了怎么办呀？这里能冲奶粉吗？护士帮忙去倒热水，冲奶粉，我们请他把宝宝放在急诊床上，就在宝宝被放在床上一刹那，她醒了，睁开眼睛看到我，送我了一个天使般纯净的微笑，那一刻心灵都被净化了，所有的疲惫都被治愈了……这位病人经过住院行宫腔镜检查发现是妊娠物残留，行宫腔镜检查＋清宫术后，很快康复。临走，不善言辞的病人和老公，写了一封简单而诚恳的感谢信给我。他们却不知道，我们在帮她治愈疾病的同时，自己也被治愈着，我永远都忘不了那个凌晨的冬夜，2 个月的小宝宝送给我的天使一般的微笑。

2019 年 6 月，作为复旦大学附属妇产科医院第七批援滇医疗队成员之一，我在云南省红河州金平县人民医院进行了为期半年的医疗援建工作。刚到金平不久，有一天夜间病房收了一位盆腔炎病人，体温 39.0 度，白细胞却低到被报了危急值，仅有 1.1。心中难免泛起一串疑问，为什么盆腔炎体温如此高，白细胞却如此低，什么病原体会如此？带着一串疑问去查房。这是一位年轻的患者，26 岁，已是两个孩子的妈妈，基本听不懂普通话。靠着当地医生和病人老公的翻译，大概问清了病史，病人发热 3 天，浑身酸痛，床旁查体，病人下腹压痛（+-），无反跳痛。虽靠着翻译被告知病人腹部压痛，但病人表现出的却似乎不那么痛苦。经验告诉我，这不像是盆腔感染。想到之前曾看到过的报道，夏季蜱虫病高发，血象会有不同于细菌感染的典型变化。我问当地医生，金平有没有什么地方病？当地医生告诉我，金平是恙虫病高发区，而恙虫病的典型体征是叮咬处的特征性焦痂。火速百度了一下恙虫病的临床表现和实验室检查，发现该病人与恙虫病吻合。之后我们进行体格检查，妇科检查再次印证了我的观点，该病人子宫及双侧附件区压痛阴性，排除盆腔感染。为了寻找恙虫病的焦痂，我们仔细检查了病人的全身，终于在大腿处发现一个直径不到 1cm 的红色团块，但是中心没有焦痂，而是有抓破痕迹。追问病史，原来红色团块曾有过焦痂，因为瘙痒，被病人自己抠掉了。

经过感染科会诊，这位病人确诊"恙虫病"，转感染科治疗。一周后的一天下午，在医院门口，我竟然碰到了这位病人，她眼神充满感激，羞涩地微笑着，用生硬的普通话，对我说"　谢谢你！"阳光下，姑娘质朴的笑容很美！

在云南短短的半年，我收获了很多这样的令人感动的笑容，有宫腔感染导致感染性休克被抢救回来的 80 岁老奶奶慈祥而温和的笑容，有长期慢性盆腔脓肿导致身体羸弱消瘦的苗家妇女康复后幸福满足的笑容；有处女膜闭锁的 14 岁少女术后腹部疼痛缓解而天真烂漫的笑容。这些不同的笑容，温暖着我。

我们从医的初心就是治病救人，救死扶伤，就是面对疫情，依然勇敢逆行。从医之路路漫漫，如履薄冰，正是这些发自内心的笑容是我们前进的动力。14 年间，我从当年那个贴化验单的小朋友，成长为一名妇产科主治医师，时光荏苒，但心中信念丝毫未减，初心不改。

钥匙医生的故事

上海市静安区彭浦镇社区卫生服务中心　严正

2019 年 5 月 20 日，作为一名普通共产党员、基层家庭医生，我出现在央视新闻联播《爱国情·奋斗者》栏目中，标题是《"钥匙医生"严正：24 年守护百姓健康》。为什么叫我"钥匙医生"？因为投身社区卫生服务的 20 多年里，我收到居民给我的 50 多把家里的钥匙。如今，其中的 51 把钥匙已被国家博物馆收藏。我只是一名普通的社区家庭医生，也只是做了一名家庭医生应该做的事情，却收获了如此多的社会赞誉和病人的信任，我觉得这是组织对我个人的肯定，也是社会对家庭医生制度的肯定，对我们家庭医生这个群体的肯定。

我之成为一名医生，要从 20 多年前高考填报志愿说起了。说实话，当初选择报考上海中医药大学，并没什么"高大上"的想法，就是觉得中医越老越吃香，靠技术吃饭不用担心将来。从实习开始，算是真正接触医务工作，在两家三甲医院实习的一年中，给我留下的最深的印象就是"忙"，尤其是急诊科室，几乎没有可以喘气的机会。不过当时医生的社会认可度蛮高的，看到几位经我亲手治愈的患者那感激的目光，我的职业荣誉感油然而生，当时就想做个好医生。那一年的经历应该说对我此后的工作有着很大的帮助。

1995 年 7 月毕业，我分配到了我们医院，那时还叫万荣地段医院。当时地处城乡结合部，刚进医院门诊大厅我的心一下就凉了，上午 10 点多候诊大厅里就看不见一个病人。估计当时院领导也看出了我的想法，就让副院长做我的带教老师，带我坐中医门诊、值夜班。病人实在是不多，遇上下雨天还会"吃白板"。那时真是有点坐不住，心里乱糟糟的。我老师有空就和我谈医院的发展前景，告诉我今后我们社区会有大量动迁居民迁入，作为医生要有拿得出手的本事，帮助病人解决问题。趁现在病人少，多看点书，多花点时间提高诊疗水平。听了前辈的话，我定下心来充实提高自己。几个月后慢慢地我的病人多了起来，一些病人还介绍他们的邻居、朋友来找我看病，说是听说地段医院的小医生本事还可以，就不上市里去看病了。这让我开始安心下来，愿意留在社区。院里领导对我的工作也十分肯定，工作不久的我被评为"1995年度闸北区卫生系统优秀青年"，这份荣誉更加坚定了我扎根社区的信心。

第一把钥匙是1999年收到的，在我工作的第四个年头，钥匙的主人是一位郁老太太。当年她突发脑梗、肢体偏瘫，丧失生活自理能力，一家都很悲观。我根据她的病情，为她制订一整套包括康复训练在内的综合治疗方案，每周至少三次上门针灸推拿，经过一段时间治疗后，病情有了明显好转，居然能翻身了，口齿也清楚很多，他们全家惊喜万分。可这时，她的丈夫被查出肺癌，需要经常去大医院化疗，不能照顾老太太，一家人又陷入困境。看着多病的两位老人，我就想多帮助他们一些：上门的时候，帮着把配好的药带上；帮着一起擦身体、换衣服。两位老人把我当成自家人。有一天，老先生把防盗门、家门钥匙郑重地交给我，希望我能经常上门为老太太治疗。我记得他说了一句话："严医生，钥匙侬拿好，阿拉信得过侬！"看着老先生手里的钥匙，我犹豫了一下，最后还是决定收下，面对两位老人如此信任和依赖的眼神，我怎能辜负他们呢！

这些年不断地有病人把家中的钥匙交给我。我知道收下的不仅是一把把钥匙，也是社区居民一份份沉甸甸的信任，真心感谢他们对我的信任，这些信任也是我坚持下来的动力。

记得我服务的一位顾老先生，70多岁了，出现慢性腹痛两年多，也没有发热、呕吐什么的。到几家二、三级医院的外科、消化科就诊，诊断有"胃痉挛""胆囊炎、胆石症"等等，吃点药物也就可以缓解，但是绞痛发作次数是越来越频繁。一天，老人的儿子到医院找到我，说他老爸痛得躺在床上起不来了。我到了老先生家里，可是给我开门的老先生气色不错，也不腹痛了。老先生拉着我聊起来家常，还让他儿子去买一坛黄酒，说他退休以来每顿饭必喝二两黄酒，当他得意地给我展示他温酒用的酒具时，我心就"咯噔"一下。他那酒具是那种老式的锡酒壶。我记得看过某篇介绍酒具的文章，提及过以前由于工艺的原因锡酒壶中铅含量很高。晚上，我又查了点资料，发现老先生的腹痛症状极有可能和铅中毒有关。第二天我为老顾转到三甲医院做了血铅检测，果然就是铅中毒。查出了病因，解除了病痛，老顾拉着我手感谢万分，出院后就把家里的钥匙交给了我。

不过现在我的钥匙越来越少了，因为随着上海信息化建设，许多时候进门不需要钥匙了，刷脸、扫码就可以。随着时代的进步，钥匙要进"博物馆"了，但我们为居民健康所付出的真心永远不会离开。

送医上岛六十年　医心不改代代传

上海市宝山区中西医结合医院　陆海萍

2017 年秋，我因岗位调动从临床到了行政部门，有幸参加一年一度的离退休老领导和退休职工代表迎新春座谈会。每每老领导和退休职工都会回忆过往，重温那个充满干劲的年轻时代。"送医上岛"是被提及较多的词汇之一。

时间要从 1958 年说起，那时长兴和横沙两岛划归宝山县管辖。处于农耕经济时代的两岛，四面环江临海，进出岛的唯一途径只有船，大风、迷雾等恶劣天气都会停航，交通非常不便。岛上居民生活水平较低，医疗技术水平也远远落后于市区，甚至可以说是缺医少药。20 世纪 60 年代，毛泽东提出要"把医疗卫生工作的重点放到农村去"为广大农民服务。也就是在那个时候，宝山医院开启了跨越江河的送医上岛之路。最早是由当时的市级医院来并留在宝山医院的种子医生眼科李海生、外科金龙标、妇产科李繁荣等专家利用休息时间上岛服务。往往去的时候风平浪静，等到要返程时却是大风大浪，船只无法开航，非常不便。

随着此项工作的开展，各科室便轮流委派高年资主治以上医生进行查房、门诊坐诊以及进行简单手术，在岛上无法解决问题的，则为他们到宝山医院就诊提供便利，对急症开通绿色通道。在农忙时，医务人员还要与农民们同吃同住同劳动，因此与他们建立了深厚的情谊。以眼科为例，上岛医生不仅要去卫生院看诊，还要下到各个村进行巡回医疗。于是，在乡村卫生室、学校教室、乡政府办公室进行环境消毒等措施后，便开展胬肉、倒睫、泪囊发炎等眼科常见手术了。常有农民兄弟手术结束，拉住医生的手激动不已："共产党好，改革开放好，宝山医院好！"前外科主任金龙标曾长期担任长兴卫生院医疗顾问，还被区卫生局指定带教培养长兴、横沙卫生院外科学科领头人，每周一次赴长兴卫生院诊治疾病，并行手术近千例，受到了海岛群众和卫生院的赞誉。而这样为海岛人民解决健康问题的例子真是不胜枚举。曾积极参与送医上岛、古道热肠的前副院长陆豪就给了我一本《宝山史话》，其中就有不少关于送医上岛的记载。

1965年农历年正月初一，宝山县卫生科突然接到横沙卫生院打来的告急电话，称该地有一产妇难产大出血，情况危急，要求县里采取紧急措施，抢救产妇。县卫生科值班人员马上联系宝山人民医院（宝山医院前身），院领导决定请经验丰富的产科主任李繁荣前去。时间紧迫，来不及先与她联系了，只好把救护车直接开到李主任家门口，并请吴淞海军基地派出登陆艇护送，请她前往横沙急诊。当时江面上刮着7级台风，面对大风巨浪，李主任克服因巨大颠簸引起的晕船呕吐，于夜里10时才到达。适逢落潮，舰艇靠不上岸，她只能赤脚爬滩。到达卫生院后，她立即进行详细检查，并凭着高超的医术娩出胎儿、缝合伤口、促进宫缩，组织人员当场献血、输血，挽回了产妇的生命，绝望中的产妇家属喜极而泣，跪谢"救命菩萨"。

1982年1月25日也是正月初一，随着一声响亮的啼哭声，宝山人民医院的手术室里迎来了宝山有史以来最大的婴儿——整整7公斤重。这名产妇来自于横沙，在送医上岛的时候，被发现胎位不正，胎儿较大，有难产预兆，为慎重起见，转来宝山人民医院。由妇产科医生范宝琴主刀进行剖腹产，手术顺利，产妇出血很少。医生取出婴儿时，只觉很重，抱起来觉得吃力。过磅时，婴儿室的磅秤竟然称不下，改用大磅发现足足有7公斤重。得知此事，上海人民广播电台记者前来采访，并作专题报道。

1991年，宝山医院党委与长兴卫生院签约，使宝医人的送医上岛之路走得更为稳健，并以每周一次上岛的形式固定下来。上岛医生走村入户送医送药，开展大型义诊送上健康处方，撑起了海岛人民的健康伞。有些病人因为出岛不便，遇上有些药岛上配不到，上岛医生会主动帮他出岛配药，还把病人出岛时做的检查单送回岛上，避免病人来回奔波。

除了为海岛人民提供医疗救助以外，每年的征兵体检、高校新生录取体检，县人民武装部和县教育局都会将此项任务交予宝山医院，直至2005年两岛整建制划归崇明县管辖才结束。现在交通便利了，依然会有当时的老患者来宝山医院就诊，指名要挂当时送医上岛医生的号，足见其留下的深刻和美好印象。

60年送医路，60年海岛情。送医上岛，这份温暖一直延续至今，未曾放弃。我院上岛专家们默默无闻地为海岛人救死扶伤，为海岛人埋头尽责，送去的是一份人道主义的深情关怀，架起的是一座医患之间真情沟通的桥梁。

指尖的搏动　生命的重绽

上海市医疗急救中心　张悦

"健康所系，性命相托"，这庄严的誓词贯穿了我们整个行医生涯，也注定了我们要为那沉甸甸的生命而奋斗终身。

在家人的熏陶下，"医生"这份伟大的职业从小就在我在心里扎根，憧憬着成为其中的一员。毕业后作为一名院前急救医生，我就职于上海市医疗急救中心。不过，当我真正投身到医疗事业中时，才发现梦想与现实有很大的距离。没日没夜在救护车上不停的奔波，一波又一波患者及家属的负面情绪，对初入中心的我可以说是迎头一击，让我忘了选择这一艰难的道路的初衷，开始抱怨开始不满。

但在那一年的夏天，我的负面情绪突然烟消云散。

记得那天我同往常一样奔波在上海的大街小巷，出车前还和师傅抱怨院前急救工作的劳累与辛苦，下一秒就收到一个急救任务。我们赶到现场，发现这是一位心跳呼吸骤停的老人。车组人员配合默契，立即对患者进行了抢救。因为正值酷暑，30分钟不间断人工胸外按压耗掉了整个车组人员的气力，汗水湿透了工作服。看到心电图上那突然出现的跳动，转瞬又消失不见，心情也随之起伏不断。明知已经超过30分钟的最佳抢救时间了，为什么不放弃呢？因为那一次次挣扎出现的心电图波形，仿佛是这位80多岁老人在表达自己不屈服的求生意志，身为医务人员的我们又如何能辜负？终于，在近40分钟的抢救后，显示屏上出现了不间断的波形。经验丰富的师傅探查了老人的颈动脉波动，欣慰地笑了。怀揣着期望，我缓缓将手放到老人颈动脉处，伴随着心电图的波形，一下、两下、三下！一次次的搏动通过我的指尖传入我的心里，那一刻我真真实实感受到了生命再一次重新绽放，我的身心在这一刻仿佛重启，随着这样的搏动形成共振。

"不忘初心，牢记使命"，回想年幼时渴望行医救人的初心，回想患者将生命托付于我们的瞬间，我就更应该尽自己所能，肩负起拯救生命的重担，为党为中国人民的健康事业尽一份绵薄力量。

祖国老兵，是我们最亲的人

上海市东方医院　徐美东

人到中年，在中山医院的平台上和兄弟姐妹们共同将中山内镜发展为世界级旗舰中心，算是"功成名就"。我面临两个选择，继续在"职业舒适区"还是尝试突破和改变？不甘安逸又渴望挑战的我最终还是选择了打破现状。微创是现代医学发展方向之一，如何能在消化内镜领域进行创新和探索，为医学发展做出自己力所能及的贡献，这就是我的理想，也正是为了这个理想我来到了上海市东方医院，一个充满活力和希望的新平台。

在建党百年之际，回望来到东方医院这两年，我们科室实现从无到有，从临床到学术，团队成功在业内发出了自己的声音。而这其间，每每回想起那位共和国老兵的故事，总让我记忆犹新。

老兵刘锡云，参加过抗美援朝战争，那张珍贵的彩色照片上，18 岁的她一身的橄榄绿，爱美的羊角辫上、军帽上都别上了小黄花，柳叶眉、不大的略略丹凤的眼，那一口皓齿十分地抢镜，青春的她毫不掩饰参军去、为国家的喜悦和自豪。老人回家后，参加国家建设，现在儿女孝顺，家庭和美。本来正是安享晚年的时候，可天有不测风云。2019 年 5 月，老人家出现不明原因腹痛，原来 16 年前，她因为胆结石进行了胆囊切除和胆管手术，这次疼痛检查的结果是：胆结石再生了，而且还很严重，胆总管几乎填满了大小不等的结石。

老人几乎被击倒。当初胆结石首次手术时注入造影剂后突发 39 度高热和休克，抢救后命是捡回来了。本以为从此告别胆结石，谁想到胆管又会生出如此之多的结石？几个月来，老人经常后背痛、发热，家人带着年迈的她走遍了老家附近的几家三甲医院。年纪大、病情复杂，医院都显难色。她的胆管被大小石头填满，并且扩张扭曲，大小石头一路曲曲折折，ERCP（内镜下逆行胰胆管造影）取石风险太大：万一穿孔破裂，后果不堪设想。而且，老人还疑似造影剂过敏。女儿看着母亲天天遭罪，又无能为力，已过天命之年的她时常潸然泪下。

2019年国庆节前夕，一家人辗转到了上海，找到了我们。"当年那么残酷的战争，都没有击倒老人。医学如此发达的21世纪，如果不能解除老人的病痛，那是我们这些医生的失职。"听完老人家属的介绍，我由衷地表达了我的态度。刘老前辈是国家的功臣，没有他们的浴血奋战，就没有今天五星红旗高高飘扬，我们应该为他们竭尽全力。

2019年9月12日，我记得这一天，一早查房时我走到老人床旁，仔细询问了病史并为她体检，清楚告知家属手术风险和处理方案。"我们这样的案例经手了很多，手术是安全的。"老人倒是淡定。

10点，病人送到ERCP手术室。麻醉医生杨小虎主任早已准备就绪，麻醉方案已经准备好；万一出现"造影剂过敏"的情况，护士长叶静也早早配备好了专用造影剂，甚至连抢救设备和药物也准备好了。10点10分，当我走进手术室时，发现老人面色异常，询问得知是因为害怕出现上次那样的手术失败。"没事，相信我！"10点12分，麻醉后的老人进入了梦乡，穿着10公斤重铅衣的医护人员们，开始了这场"拯救老兵"的战斗。

两分钟后，我就找到了十二指肠乳头开口位置。看到乳头开口于一个巨大憩室侧壁内，而且是扁平小乳头，我心一沉，因这不仅意味着插管是个挑战，下一步取石也很困难、风险很大，因为老人胆管里的结石大小不等，塞满了。但我很快镇定下来，一边看着屏幕，一边耐心进行胆管插管，不行，堵了，又偏了，试了两次后，导丝找对了路径，顺利地进入胆管，接着浑浊墨绿色的胆汁顺着导管缓缓流出来。胆汁流出之后，确定插管成功。

10点18分，造影，这是关系手术成败的一步。我全神贯注：

"护士长，造影剂准备好。推的时候速度要缓要慢。"

"杨主任，仔细监测病人的生命体征和指标变化，如有异常马上告知。"

"其他人员，各就各位。按照事先预案，做好应急准备。"

下达指令后，我让护士长推造影剂。以往，推造影剂的过程只是ERCP操作中的常规动作，但这次不同。造影看到整个胆总管明显扩张，里面充满许多大小结石，最大超过了1.5厘米。憩室内小乳头，特别容易穿孔，必须小心谨慎。手术方案是：大结石要先碎石再取出。

10 点 25 分，取石网篮进入病灶，我的目光不停地在造影和内镜的屏幕前切换，1 枚、2 枚、3 枚……5 枚较大、数枚较小的黄色结石相继取出；10 点 33 分，剩余两枚大结石需要碎石，我小心翼翼地置入碎石网篮，反复碎石；接着置入取石网篮，反复取石。屏幕上镜子前，大小不等、或成型或碎裂的结石堆满了。

随后，置入取石球囊，清理胆总管，球囊封堵造影，确认无结石残留，置入胆总管支架。10 点 42 分，手术结束。10 点 50 分，老人苏醒，各项指标均正常。手术全长 27 分钟。老人家体内取出了大大小小十余块结石，排起来长度将近 5cm。

但手术的顺利完成只是攻下了"阵地"，山上还有"地雷""冷枪"，我们还需要降服可能发生的并发症、过敏性休克和心脑血管并发症等。一级护理、心电监护、禁食、吸氧、抗炎、预防胰腺炎……医护人员按照预案对老人进行监测和治疗。

术后，老人见我的第一面，激动地行了一个军礼，然后紧紧握着我的手说："真没想到，这一双巧手竟这么柔软！"对我而言，为什么敢于冒险，除了技术上有自信，更因为"祖国老兵，是我们最亲的人"。和平年代，不能让共和国的功臣因为疾病在晚年冷了心，这是一个我们医者应有的担当。

习总书记说：幸福都是奋斗出来的。我们内镜中心也将为人民的健康继续努力奋斗，不忘初心，敢于担当，在浦东这片奇迹频出的热土上书写我们自己的故事。

One fracture, Different Result

——30 年粗隆间骨折之我所经历

上海交通大学医学院附属新华医院崇明分院　谢晶晶

　　周一上午，我在新华医院崇明分院的手术室，像无数个平常的早上一样，开始了一天繁忙的工作。照例是常规的手术前核对。巡回护士芸芸简洁扼要地进行三方核对手术患者的信息。患者顾先生，男性，88 岁。左侧股骨粗隆间骨折入院，手术部位：左侧粗隆部……信息核对完成。随着芸芸的话语结束，麻醉小燕发出一声惊叹：哇，88 岁，粗隆间骨折，心脏病，还深静脉血栓形成做过滤网的植入手术。晶晶，你们也太厉害了，这么复杂的患者也能做！我回答道，这种"人生最后一次骨折"再复杂也要做啊。20 分钟，手术顺利完成，三个小口，完美。把剩余的工作交给腾鹏，我去换穿着防射线的铅衣而被汗水浸湿的衣服，脑海中想着这个高龄的粗隆间骨折。是啊，88 岁高龄，骨折后来院就诊因为害怕，放弃了手术治疗，回家躺了 12 天，出现了深静脉血栓这样一个可能致死的并发症。小儿子从外地回来，看着老人的痛苦，看不过眼了，再次求诊到我们手上。通过多个科室的通力合作，总算完美地完成了手术，也算对得住患者家属的一片孝心和对我们的信任。

　　思绪不由自主地回顾着这 30 年来我经历的粗隆间骨折，那幕幕情景像放电影一样在我的脑海中回顾，虽记忆久远，然神奇的像刀斧凿刻一样清晰。

　　我的邻居，一个参加过抗美援朝的老革命，无儿无女，仅有一个远房侄子给其养老。老革命姓熊，叫什么名字我至今没搞清楚。30 年前的冬天，老人摔了一跤摔坏了大腿，送到县人民医院，拍了个片子回来了。县医院对于当时的我来说，那是顶了天的大医院了。再后来，再也没有见过老革命出来过，大约半年左右，就故去了。在葬礼上，有人指责他的侄子不给他瞧病，不管老人死活，都说这么健康的一个人，怎么摔一跤就躺死了。老人的侄子一把眼泪一把鼻涕地解释着：他是大腿圆球下面的地方骨折了，我跪着求人民医院院长帮帮忙，做做手术。院长也是摇头说，你们还是回去吧，没什么办法，我们技术不行，不敢动手术。就这样回来了，老人慢慢地因为压疮等各式各样的并发症，像一盏油灯一样，熬啊熬啊，终于油尽灯灭。现在想来，那时的医疗水平真的可能是不能支撑这样一个手术。

在 2005 年的时候，我在仁济医院早期接触临床，又经历了一个粗隆间骨折。那也是一个 80 多岁的老人。这是一个很碎的粗隆间骨折，上刀的程光斧老师，是一位经验丰富的老医生，花了 3 个多小时，开了一个 20 厘米长的刀口。这是我医学生涯中较早接触到骨科手术。程老师脱下厚厚的铅衣，换了被汗水浸透的手术服，脸上掩盖不住地欣慰。他把我叫过去教导我说：大学生，粗隆间骨折侬晓得伐。这"人生最后一趟骨折"，并发症老多咯，无论多少年纪，都要开刀噶，回切好好看看书，明早我有问题问侬。现在想来，这手术真不够微创，但那就是当时顶尖的水平了。相较于老家的老革命而言，这个老人是幸福的，他享受到国家发展，医疗进步的红利。

2009 年，我自己成了骨科医生，接触到了越来越多的粗隆间骨折，这些病例，犹如一块磨刀石，磨砺着作为手术医生的我。在 2016 年的时候，我接诊了一个百岁的粗隆间骨折老奶奶，这是迄今我完成的年龄最大的粗隆间骨折手术。得益于科普等健康教育做得好，老人的儿子坚决要求手术，他说：这个毛病我知道的，不开刀就只有等死，我们弟兄几个可以签生死状，出了事体与医院、与你医生无关。正是这份坚决与信任，促使我们下定决心进行这百岁老人的手术。30 分钟，手术结束，结果很完美，老人顺利地出院了。今年年初的时候，在路上碰到老人的儿子，他感谢到：谢医生，谢谢你。我妈妈 2020 年过世了，感谢你们，让她又多活了几年。作为一个医者，我想这是最有成就感的言语吧。后来我们联合相关的科室，针对高龄的粗隆间骨折，组建了多学科的治疗团队，救治了更多的高龄患者。回想从前，老革命的骨折若发生在现在，我敢拍着胸口保证给他看好。

古语有云：不积跬步无以至千里，医学发展也是如此。不经意间，三十年一大步。在高速发展的时代背景下，医疗技术也高速发展。粗隆间骨折，由钢板固定跃迁到髓内钉固定，从不敢手术到自信地完成手术，手术耗时从 3 小时到 20 分钟，从开放到微创，从单打独斗到多学科联合，这都是进步。30 年，同一骨折，不同结果。

学习"四史"记使命，志愿服务焕青春

上海市第一妇婴保健院　赵普

多年来，上海市第一妇婴保健院（简称"一妇婴"）始终践行"善良医院"的理念，全心全意为广大病人提供志愿服务，一妇婴的医务人员很多都有志愿服务的经历。

我是 2018 年 12 月成功捐献造血干细胞的。成为捐献干细胞志愿者是很多年前的事情了。还记得我实习阶段，有一段时间是在儿科医院的白血病病房。那个时候我们实习医师有一个工作就是陪伴小白血病病人做游戏、锻炼身体，这个过程中我接触到了很多白血病患者，小病人们非常坚强。印象最深的是一个小朋友学习非常好，因为身体原因经常住院，不挂水的时候就自己做题目，学校的考卷基本都是满分。他很喜欢打乒乓球，我们几个同学就轮流陪他打球，但都不是他的对手，他就笑得很开心。有一天做完骨穿，他和我们说今天扎针的地方有点疼，不陪着我们打球了，他在病床上做试卷。我们几个同学陪了一会儿回到宿舍后，都哭了。

造血干细胞的成功配型和移植，是治愈白血病的良方。白血病患者那种憔悴的模样和期盼的眼神，他们亲人的那种不离不弃和无悔付出，感动和震撼着我。我当时就想能够帮助到他们该有多好啊！机会很快就降临了，在一次党员活动时，我报名并提取血样加入了中华骨髓库，成为了一名光荣的志愿者。

捐献成功后，我成了医院的"名人"，无论走在医院的任何地方，都有人会认出我，向身边的人自豪地介绍，"这个医生是我们医院的，捐献了干细胞，是挽救了一个绝症病人的好医生"。我们一妇婴的广大职工对于捐献造血干细胞逐步有了比较详尽的了解，随着大家对这一过程的熟悉和了解，更加认识到捐献造血干细胞是一个功德无量的好事情。医院抓住这一契机，面向院内外开展了对捐献造血干细胞这项志愿服务的介绍、科普和调研，推动更多的医务人员加入这个专项志愿者服务队。因为医务人员可以凭借自身的专业优势，通过专业的科普宣教来消除公众对于捐献造血干细胞的顾虑和误解，更让人信服。

时机渐渐成熟，2020 年 6 月 10 日，上海市第一个以单位名义命名的捐献造血干细胞志愿服务队——中国红十字会上海捐献造血干细胞志愿服务总队一妇婴分队授旗成立。分队成立当天，首批 37 名一妇婴的一线医护人员接受了样本采集，"火线入库"，成为丁光荣的捐献造血干细胞志愿者，并全体加入一妇婴分队。

捐献造血干细胞服务队的服务内容不仅仅在于科普宣教，让公众更好地认识捐献造血干细胞这样一个"好事"，还包括爱心献血屋服务、入库动员、探望和指导捐献志愿者、入库志愿者回访等等服务内容，包括了捐献造血干细胞流程中的方方面面。虽然不是每一个志愿者都能够配型成功，最后完成捐献，但是每一名志愿者都可以为捐献造血干细胞尽自己的一份绵薄之力。

一妇婴这支捐献造血干细胞志愿服务队成立不久，9 月份就组织开展了第二批中华骨髓库的集体入库活动，一妇婴捐献造血干细胞志愿者的人数增加到 63 人。我们在国庆期间深入北蔡社区、浦东新区法院开展义诊和志愿服务活动，加大对捐献造血干胞的宣传力度。

作为新时代的青年和医疗卫生系统一名普通的共产党员，我要认真学习"四史"，学习革命先辈们全心全意为人民服务的先进事迹，以之为榜样，在平凡的岗位上笃学实干，永葆共产党人的奋斗初心。

在传承中发扬中医药的独特魅力

上海市浦东新区利群医院　周霁静

2002 年 7 月，普陀区利群医院从江宁路西迁至桃浦路开业刚半年，为了满足周边百姓的需求，医院新开设中药房。彼时，我刚从学校毕业，所学为中药学，专业对口，顺利进入利群医院药剂科，成为一名中药剂师。

一把算盘、一杆戥称就是当年中药师工作的基本配置。患者要配中药要先到中药房核价。中药饮片的价格簿上是按每十克药材计算的，若不满十克则要用乘法换算。为了减少患者等候时间，药价我们都是背出来的，然后一味药一味药加起来，包煎的药还要算上纱布袋的费用，一分一厘要算清楚，耗费时间不少，如果算到一半被打断，还得从头再来，很是麻烦。所幸不久，电脑核价系统安装到位了，尽管是单机版，但已经比算盘快很多了，而且准确率也更高。为了让单机版核价系统尽快投入工作，我和同事加班把当时中药房 400 余种饮片的单价、编号输入系统；为了进一步加快核算速度，我们还自编了协定方编号、药对编号，方便核算。现在，系统早已经更新换代，患者不需要先到中药房核价，再去收费处付费了。医生在电脑上开好处方，价格自动生成，通过诊间支付、自助机付费等方式，都可以直接付费，不仅核价准确率高，还减少重复排队，方便患者。

中药剂量对于疗效发挥来说是有很大影响的，因此中药饮片调配讲究称准分匀，要求"等量递减、逐剂复戥"。老师傅们手拿一杆戥称，一抄、一看、一拨，基本就准了。而对我这个新手来说，就没有那么容易了。老师傅们都是过来人，经验丰富，变着法的带着我们年轻人练习。比如让我们进行比赛，比速度、比准确率。比赛其实并没有什么彩头，但我们乐意，输了的人会承包中药房打扫卫生的活。中药房也经常进行抽考，一帖药配完过称，总剂量误差在 2% 以内，分剂量误差在5%以内才算过关。不过现在这个问题已经得到了很好的解决，我们全部使用了分剂量小包装，常用剂量3克、6克、9克都有，只有当遇到医生开出的剂量不能整除时，我们才会进行拆包分配。这样整体剂量误差就很小了，对稳定药效十分有利。

用牛皮纸包药是中药饮片调配的传统之一。我们常用的包药方式有方包、斧头包等。也许是我的包药手艺不精，我总觉得四四方方的方包比较难包，尤其是遇到草药比较多的情况，方包我就包不住了。斧头包我比较得心应手，正方形的包药纸上下两个角一拎，手压着上侧，先把药往右倒，把左侧一角包上；再把药往左倒，把右侧一角包上，最后四个角捏在一起往里折2下，斧头包就包好了。斧头包的容量可以大一点，这也是我比较喜欢用斧头包的原因之一。而且，我的斧头包在我们中药房还是拿得出手的。特别是一帖药很多的时候，同事们常常喊我去帮忙包药。不过，现在因为全部使用小包装，这门手艺已经许久不用了。

"辨认"医生潦草的手写处方，是以前中药师的基本"技能"之一。本院医生的字迹因为比较熟悉，辨认起来并不难，偶尔有疑问，可以马上联系。一些外院来转方的患者，总是会先来中药房问一问方子上的药有没有。这些方子上"龙飞凤舞"的字，辨认起来可就难了。我们知道，患者想来我们这里转方大多是因为家就住在医院附近，比较方便。因此，我们总是竭尽所能去辨认，认不出就请老师傅出马，连老师傅都认不出的字，我们只能劝说患者到原先就诊的医院配药，以免搞错。如今，医院电脑系统全部联网，从医生开方到药房配药都是电子处方，全部使用规整的汉字；即使是来转方的患者，也大都拿着打印出的方子来询问，一看便知。现在让我再去辨认那些手写处方，我觉得挑战还是挺大的，我和同事们笑着说，工作十几年，认字的"本事"到是退步了。

一味小小的草药，承载的是几千年的中华文化。炎帝神农氏亲尝百草，医圣张仲景坐堂行医。5000多年来，中医药始终守护着中华民族健康之魂。将现代科技融入古老中医智慧，开启了中医药的创新征程。随着大数据、云计算、人工智能、物联网等现代科技手段的采用，道地药材的种植、加工，中药有效成分的分析与控制，方剂的研发与创新，变得更为容易，有助于中医药形成严格的标准化、精细化的质量管理体系。

今年是建党100周年，作为医务工作者，作为一名党员，我更有责任在传承中发展中药，在发展中发扬中医药的魅力，为守护人民群众健康不懈奋斗。

一个老党员的二三事

上海市第五康复医院 陆辉萍

我院有一位其貌不扬，个子不高、头发有点稀疏的"糟老头"，外表看像一位农村干部。他甚至有点"抠"，买了汽车他很少开，平时上班骑"电动小毛驴"。他是谁？他就是外科医生奚彩亭，一名普通老党员。他工作兢兢业业，不怕脏，不怕累，就怕堵车，浪费时间。他对皮肤溃烂，老烂脚，创面溃烂有较深的研究，经他之手就会出奇迹，枯木逢春，再麻烦的创面都能痊愈。

妙手回春 医德高尚

奚彩亭医生用四个多月时间将一位84岁高龄老人的老烂脚治愈，得到病人及家属一致好评，他们送来了一面"医德高尚，医术高明"锦旗。

2017年9月8日，门诊外科来了一位84岁高龄的老人。她左踝部至小腿处有8×15cm大小的溃疡。两年多了，家属跑了好几家医院都治不好，有的医院明讲由于年龄大血运不好等治不好，只能换换药。他们抱着试试看的心态来到我院。奚医生打开好几层血迹斑斑的纱布时，一股恶臭扑鼻而来，令人作呕，于是弯腰用生理盐水耐心细致地冲洗，清除死皮和坏死组织等，然后胰岛素等药物敷在伤口上，再用无菌纱布覆盖，最后用绷带绑好，整个过程花去一个多小时，累得奚医生腰也直不起来。每周两次清创换药，经过四个多月的治疗，患者伤口一点点好转，面积一点点缩小，最后全部结痂痊愈。病人与家属感动得紧紧握住奚医生的手，连声称谢。

我一定尽力，我会治好

2020年4月20号上午，外科门诊来了一位患者家属，手里拿了一面红彤彤的锦旗，十分激动，见到我们就说："我要感谢他，我要感谢他，这个医生人好，医术高。没有他，我家人也许已经不在了，活不了！"

原来，是五病区的一位女病人，76 岁，脑梗 2 年，在家养病。2020 年 11 月初病人双下肢肿胀、疼痛难忍去上海大医院看病。医院诊断患者双下肢髂主动脉栓塞，用尽各种治疗方法，最后被迫截肢。患者术后创面不愈，继发感染，坏死、发黑。上海各大医院都无法使创面愈合，残肢腐烂，大面积缺损，股骨裸露在外，患者及家属看不到希望。在绝望中听人介绍，他们抱着试试的心情来到第五康复医院，我们外科奚医生和气地对病人和家属讲："你们要有信心，你们放心，我会尽力。"奚医生自创妙方：胰岛素加传统九一丹配伍，先清创再外敷。刚开始每天换药一次，一个多月好一点后每周两次。奚医生在门诊和病房间穿梭，节假日也不间断，不管刮风下雨，还是遭遇交通事故，都坚持为病人换药。他说，"我休息不来也行，但是病人不行，少换药一次，会影响创面愈合，疾病康复。我不放心的，换药是不能断的，必须坚持。"

经过 4 个多月的细心换药治疗，奇迹出现了。病人的双下肢的残端长出新鲜的肉芽，创面愈合了。病人家属送的锦旗上写道："医德高尚，医术精湛，华佗再世，妙手回春，刮骨疗伤，药到病除。"他就是我们第五康复医院的外科医生奚彩亭，他是我们学习的榜样。

治好病，是我职责

2021 年 3 月 5 日，我院来了一位女性患者，61 岁；诊断：糖尿病、背部脓肿并发急性坏死性筋膜炎。入院血糖高达 26mmol/L，脓肿破溃后，背阔肌筋膜大面积坏死；疮口面积：体表面积约 20×15cm，深部面积约 25×25cm，中央皮瓣全部坏死面积约 15×15cm，散发臭味。其他医院治疗换药，不能愈合。来我院后，奚医生剪除坏死筋膜，减张缝合创面，施以特有换药方法，每天换药一次，持之以恒。两个月过去了，功夫不负有心人，病人的创面渐渐缩小到现在的 0.5×1cm，新鲜肉芽组织长出来了，皮瓣之间基本对合在一起了，愈合有望了。当时有人还担心剪除坏死皮瓣，创面烂到胸腔里，后果不堪设想。奚医生敢冒风险，勇于创新。病人激动低说："谢谢医生，没有你，我不可能痊愈了。"可我们奚医生说，为病人治好病是我的职责。

奚医生还有好多感人的事迹。有时觉得他实在普通，走在人群里一下子就会消失，但他身上有一股坚忍不拔的精神，敢于迎难而上，敢担当，肯钻研，有一股共产党员的精神在闪闪发光。

疫情之下，有他们守住最后防线

上海市第七人民医院　任梦丽

新冠疫情爆发，医院作为与疫情防控联系最密切的医疗机构，直接承担着各方救治和防控的重任。上海市第七人民医院地处浦东外高桥，前身为"时疫医院"，其创办的初衷就是为了防疫：1931 年，长江流域的水灾导致霍乱在全国蔓延，上海市卫生局采取了饮水消毒、隔离病人、注射疫苗等措施；为了更好地创造疫情防控和诊治条件，成立了"时疫医院"。

不论是曾经的"时疫医院"，还是现在的上海市第七人民医院，面对疫情，七院儿女总是第一时间站出来。我是上海市第七人民医院一名负责宣传的工作人员，虽然不在临床，不是医务人员，但在这次疫情防控中，有幸每次都能第一时间跟随一批批七院人站在疫情防控前线，记录下许多感人的故事，还有那些最可爱的人。

李冬梅：非典、汶川地震之后，她又来到金银潭

2020 年 1 月 24 日，除夕夜，上海第一批援鄂医疗队启程出发。上海市第七人民医院骨伤康复科护士长李冬梅就在这支由 136 人组成的首批医疗队中。接到通知时，她还奋战在医院值班的岗位上，没有年夜饭，没来得及与亲人一一道别，背起行囊马上出发。

李冬梅是一位有着 20 多年党龄的老党员，曾参加过 2003 年抗击非典 SARS 疫情的斗争和 2008 年汶川大地震的救护工作。这次抗击武汉疫情，她又是第一个。没有什么豪言壮语，没有什么惊天动地，微信报名群里简简单单的几句话——"我

排在你前面，你小孩小，我家里没啥牵挂的""作为共产党员，我报名！我身体好"，让无数人泪目。

熟悉她的人都知道，工作中的李冬梅，可以用两个字概括—"快"和"爽"。语速快、走路快、动作快。做事雷厉风行，说话干净利索。而面对病人，李冬梅却又展现出温柔的一面，"作为一名白衣'战士'，我们要用最质朴的情怀，给患者最温暖的关怀。"一位60多岁的老人因聚会感染新冠，刚入院时情况很严重，情绪烦躁，一直吵着要回家。"我看得出，他有些坚持不住了。"李冬梅每次进病房，就会紧紧握住他的手，安慰他说"加油！"经过插管治疗，这位老人已经好转了不少。"我们医疗队回家了，你也要加油，早日回家！"医疗队撤出那天，李冬梅特意和老人告别，老人朝她点了点头，眼神里满是希望。

路建饶：总会有人理解我们

"我们这代人，尤其是当过兵的人，一定会理解我坚决参加医疗队的愿望和决心"

路建饶是上海市第七人民医院肾病科主任，从事临床工作37年，具有丰富的工作经验。作为曾经的军人，在疫情来临后，他第一时间积极主动报名，要求参加抗疫工作。作为医疗队中年龄最大的队员，路建饶冒着随时被感染的危险，第一批进舱接收新病人，亲自搬运病人，最后一批出舱，为医护人员做出了表率。

身边的很多同事朋友，包括亲人们都在问他："临近退休了，人生中工作事业到头了，该有都有了，可以说功成名就，为什么在这个危险的时刻还会主动请缨，坚决要求参加抗疫医疗队，奔赴武汉。"他的回答很简单："我们这代人，尤其是当过兵的人，一定会理解我坚决参加医疗队的愿望和决心。我1979年16岁高中毕业，有幸考入第二军医大学，在部队工作生活20余年，我父亲也是参加过抗战的老同志，我是在部队的教育中长大的，可以说我的世界观和人生观形成与军队的文化有关，骨子里有军人作风和情怀。我很多大学同学都义无反顾参加过汶川大地震和SARS抗疫医疗队，所以说我们这代人有机会一定会不计个人得失，积极参加的……"

120名七院人：寒风中，他们通宵达旦采样

2020年11月22日晚，上海浦东国际机场组织所有相关人员进行集体核酸

检测，各货运站及货运区域所有人员连夜参与。专业检测人员在浦东机场 P4 长时停车场 2 层，设置了临时检测区域，现场对人员进行采样。240 名医护人员，300 名工作人员，从晚上 7 点到清晨 5 点。240 名医护人员中，有 120 名来自上海市第七人民医院。一张桌子，两把椅子，桌上放着核酸采样拭子、快速手消液、手套，桌旁有医废桶，就这样开始了他们的核酸采样工作。10℃的天气里一夜未眠，他们纷纷表示"这是难忘的一夜"。

参与采样的七院发热门诊护士长王韶衍说："采完核酸，再次踏上人巴的时候，小伙伴们已然没有了刚出发时那会儿的兴奋劲儿了，基本倒头就睡，整个车子，呼噜声此起彼伏，在我听来却特别地悦耳，特别地动听。"

还有新高苑三轮核酸采样、助力新冠疫苗接种等疫情防控工作，一批批如李冬梅、路建饶的七院人冲在最前线，有幸能记录下这些点滴，想起电影《无问西东》里的一句话："这个时代缺的不是完美的人，缺的是从自己心里给出的真心、正义、无畏和同情。"我们相信医学，相信科学，也相信这般人类道义无敌。这个世界因为他们的义无反顾才美丽，愿每天都是艳阳天，愿疫情早日彻底结束！

远离疾病，健康生活

复旦大学附属金山医院　陈佳慧

我是名党员，也是一名医生，心中一直有个最朴素的愿望，那就是让每个人远离病痛，拥有健康的生活。

作为一名麻醉医生，在漫长的学习生涯中，我学完了与身高平齐的医学书籍且通过了各类考试，依然不敢说能够参透这门科学。麻醉医生在手术室紧闭的大门内很难接触到门诊的就诊患者，我们在各个无菌手术室穿梭，由于工作性质只能接触到需要手术的患者，我们仿佛是离大多数患者最远却又是离生命神秘繁复最近的那一群人。当剖腹产的婴儿被产科医生托起；当耄耋的老人在骨科医生进行全髋关节置换术后可以重新站立；还有无数个深夜，普外科医生和神经外科医生在无影灯下应对各种急诊创伤手术……太阳东升西落，麻醉医生全年24小时接力在手术室内值班，每当任何手术需要我们的时候，我们麻醉医生就在这里。

麻醉医生总被认为是"一针就麻倒"的清闲职业，也有人问我全身麻醉会不会变笨，患者对我们充满期待也充满误解。手术室内，麻醉医生可以迅速地缓解疼痛，让患者进入深睡眠状态并保持到手术结束后，才让患者慢慢从麻醉状态中苏醒。这是让患者最崇拜和依赖的一面，但是他们不知道的，是当他们睡着之后，我们并没有停止忙碌。我们在手术中伴着监护仪的滴答声不断思考，用不同的药物细微地调节着他们生命体征的平稳。为了提供更好的手术视野，我们还要保证手术中患者的肌肉松弛；如果要求术野清晰，我们就根据术者的需要适当地进行血压的调整；如果患者面临凶险的急症，我们就是那抵挡在患者前面最勇敢的队伍。为了站好抢救梯队的第一班岗，我们会迅速判断综合情况，立即纠正患者的失血休克状态，进行紧急气管插管，建立机械通气，保障呼吸和循环的稳定，只有患者足够稳定才能给外科医生争取更多的手术救治时间。每当手术结束，无影灯熄灭的瞬间，我紧绷的神经才能松弛下来，那个瞬间，才是最真挚的快乐。

手术室外，麻醉医生并不是最先接诊的医生，但是我们对患者的病史却格外重视。我们通过院内的病历系统提前了解患者的既往史和相关检查结果，通过了解患者病情后进一步与其主刀医生进行沟通。在手术前一天进行访视患者时，我们就能与患者及家属更有针对性地交流。我们业内有句俗话"只有小手术，没有小麻醉"。一个准备进行小手术的患者，可能因年龄过高和合并患有多种基础疾病，麻醉时就面临更高的风险。遇到这种情况，麻醉医生就需要充分的术前准备和扎实的临床经验去应对任何可能发生的风险。

做医生这一行就要求我们理性而严肃，实际上我们拥有比常人更敏感更柔软的心。我们和患者都是普通而平凡的人类，当面对病魔时，我们永远能感同身受地和患者站在一起且战在相随。年幼的小朋友因为倒睫需要做眼科的手术，惊恐的小朋友来到陌生的手术室，总会害怕地哭闹。我们就会准备一些贴纸和打开手机播放一些动画片，柔声细语地安抚小朋友，让他转移注意力，对我们这群穿着刷手衣的哥哥姐姐多一些依赖和信任。面对可爱的小朋友，我们的心也会被"萌化了"。我印象最深的悲伤，是一名由于摔倒而脾破裂的男患者被推进手术室抢救时，他的爱人颤抖地跟我说："医生，救救我老公，他是我们家唯一的劳动力，求求你无论如何救救他。"看着她胡乱扎起来的头发和红了的眼眶，身上穿着破旧的红棉袄，我一瞬间难过极了。我只能压住自己的情绪准备进入手术室加入抢救，并安抚她说："我们一定会尽力的。"我知道我的语言如此的苍白和单薄，仅能给予微不足道的安慰，如果我们成功抢救了这位患者，对于她来说，才是实实在在的拯救了她的全世界。我深知我只是普通人，但我愿意披上铠甲向病魔宣战，我孱弱的身躯也许无法抵挡命运的跌宕，但至少我能够用尽全力斩断荆棘，为患者带来一丝光明和希望，这就是我作为麻醉医生的使命和坚守。我的初心就是希望每个患者能够远离疾病，拥有健康的生活。

作为党员，我们是一群在命运洪流中不愿屈服的好战者，面对轻如鸿毛般的脆弱生命，作为医生我们要认真地呵护它。为医者，经常会受到生命对初心的追问，我只能用正确的行动和作为来答复；为医者，经常会收到生命不断安排给我的使命，我也只能用正确的行动和作为来答复。我相信，当所有人都远离疾病，健康地生活，面对生命的复杂，我们自然能够保持欢喜。

披甲出发，共汗水，同战疫

上海市黄浦区牙病防治所　葛琦

2020年初，新型冠状病毒肺炎给本应欢天喜地的农历新年蒙上了一层阴霾，全国人民的希望都寄托在一群被称为"最美逆行者"的白衣天使身上，队伍中不乏共产党员，也不乏我的同学和朋友。在这一次"战疫"中，医务人员第一时间采取措施，隔离和治疗患者，井然有序地开展流行病学调查。科研人员在最短时间内发现了病因，弄清了病毒结构，找到了传播途径。比起17年前SARS，我们的反应速度更快了，同时对风险的认识也更明了，但这没有挡住包括医务工作者在内的党员们奔赴抗疫前线的脚步。正如习近平总书记铿锵有力的话语，"生命重于泰山。疫情就是命令，防控就是责任。"在短短七天内，火神山和雷神山两座方舱医院拔地而起。另一边，一封封请战书下不约而同地签满了名字。看着来自上海各大医院的医疗队纷纷奔赴武汉，我无比渴望成为他们中的一员。进入医学院第一天的宣誓词犹在耳边回荡，与病魔面对面的交锋不正是我践行"救死扶伤，不辞艰辛，执着追求"这一神圣誓言的机会吗？当然，在这场没有硝烟的战争中，没有一个局外人，更没有一个旁观者。我要坚守在自己的工作岗位上，以实际行动影响和带动身边的人增强信心，为前来就诊的患者提供安心的诊疗环境，做好各项基础护理工作。

在2020年夏天，我的心愿实现了：前往浦东国际机场，承担为入境人员进行核酸检测的任务。经过半年的努力，上海已经构建起了严密的疫情防控安全网，全国疫情也趋平稳，抗疫工作的重心转向了"外防输入"，各大出入境口岸成了防疫的第一线，每天的疫情通报仍然牵动着每一位市民的心。一接到上级支援机场的通知，我就一口答应，并感到责任重大，肩负着"早发现、早隔离、早治疗"

的重担。我暗自下定决心，一定要与大家一起把好上海防疫的第一关。

很快，这支支援海关采样黄浦护理团队组成了。队伍中 33 名护士，有和我一样初次参加的，还有 14 名第二次参加的。能参加到这个队伍中来，大家很激动，深知我们代表的是上海黄浦。从 8 月 18 日开始的一个月的时间里，严守国门就是最高使命，"身后是祖国、身边是战友"是我们队伍最响亮的"战疫"口号，一定要圆满完成任务。

8 月 18 号上午到达机场后，我根据排班很快换好手术衣，进入 T1 航站楼机坪工作点学习穿脱防护装备，熟悉采样点环境，了解各个工作环节，进舱跟随当班老师学习采样手法。虽然在学习视频上我已经反复看了多遍，但真正第一次面对面给旅客做鼻拭子采样的时候，心中还是忐忑的，因为从来没试过戴上 4 层手套的触感，隔着护目镜和面屏的视觉，防护服和隔离衣的闷热感和听力受阻感，还有连说话发声都要提高八度的全封闭状态下做操作，都是与平常不同的。如何保证采样准确到位、动作温柔，旅客不紧张不抵触，还是相当有难度的。结束学习后，我回到休息的宾馆继续观看研究做鼻拭子和咽拭子的采样视频中的细节，与队友讨论，队长还安排我们组员互相做采样操作，确保大家都做得准确到位。

第二天，我们根据航班排班，平均每次进舱 4 到 6 小时，全副武装开始了进舱采样工作。根据海关要求，遇到重点航班则需要全部组员进舱，对每位旅客做鼻、咽拭子和抽血采样，采位全开，同时要避免旅客滞留，保证通关速度，确保旅客安全。对于我而言，这是一个新的挑战，要仔细做好每位旅客核对、解释、采样编号等，然后抽血，再做鼻、咽采样。不论旅客来自何方，无论英语、普通话，甚至遇到语言不通的就做手势交流，要保证在短短几分钟的采样期间，每位旅客都信任地配合操作直到引导离开。等到航班结束，还需协助组长收集样本、核对数量、整理环境、打包医废……待出舱脱下层层防护时，我们全身手术衣都已经被汗水浸透了，手上皮肤也捂得皱缩了，脸上深红的压痕也开始疼痛起来……

就这样在机场度过了 31 个日夜，渐渐迎来了即将离开的日子，心中却有不舍，我深深体会到：在新冠疫情防控中，每个人都有自己的"战"场，我的就在这里！我们每位队员毫不迟疑地投身这场没有硝烟却尤为严峻的战斗中，用越来越娴熟的精准手法织起了一张张严密可靠的防护网，用日夜不息的坚守，并肩作战，在国门防疫战线上不断树牢防境外疫情输入的一线屏障。

我为自己能在国门最前线守卫祖国和人民的生命健康而感到自豪！每一次航班到达，我们就披上战甲出发，共汗水，同"战疫"，共度机场的日与夜，晴与雨，每天迎接着无数海外游子回到祖国母亲的怀抱，他们自豪地告知我们采样是"中国标准"，为每次"上海发布"里公布的境外输入阳性而欣慰。

守护国门、守护上海，是义不容辞的责任，"若有战，召必回"，在党和人民需要的时候我会再次整装待发！

我见证了孟河丁氏流派在浦东的传承发展

上海市浦东新区中医医院　杨海均

中华人民共和国成立前，浦东甚至全国各地的中医们，在旧社会封建制度及旧意识的传统观念下，相互之间都是保守和墨守成规、各立门户、固步自封的。一个中医一旦在临床治疗上有效积累了经验，成为验方、效方后，秘而不宣，并且顽固地传子不传女，以免资产外流。更有甚者，虽有带徒者，但也绝不传给徒弟。浦东人有句土谚："教会了徒弟，饿死了师傅"，一旦全身家数都教给了徒弟，岂不是自己添堵。在种种这样的旧的封建传统意识支配下如何谈传承。当时的中医大多是子承父业，世代相传，女中医是极少的。我的太先生孟河丁甘仁创办了上海中医学校和女子中医学校，全国各地包括上海和浦东地区出现和壮大了孟河丁氏时方流派。我今年已经96岁了，记下了在上海中医学校学习受教育的部分浦东人，也见证了孟河丁在浦东大地上的传承发展。

上海中医学院第一届朱霖生。第二届的黄葆良，他的儿子是我朋友，没有继承父业也没有继承祖业，黄葆良的父亲是浦东有名的营造建筑业的老板（今称为建筑工程公司）。黄葆良是"富二代"人家，当时大学生黄包车也坐勿起，他却开着上海市088牌照的小轿车上学，他的身价可想而知。但他很敬业，对农民看病收费很少，甚至施药（他在处方注明药费请记在黄葆良名下），很得群众爱戴，他是高东乡人。第二届还有潘光启（又名潘伯生），是浦东名中医储亚庚的导师，老先生是浦东洋泾镇人，是我的忘年交。洋泾镇东栅口有座潘家花园，解放后征用为东郊区卫生防疫站和东郊区血吸虫病防治站办公之处，此处花园也是潘氏族中的。我欢喜称呼叫他伯生兄。当初筹组东郊区医务工作者协会时的许多文稿都是他拟就的，先参加了第六联合诊所，后来吸收进了市立第七人民医院并担任上海市名中医带徒班等工作。第十届的胡秉超，浦东东沟乡高行北镇人，年长于我，与我很友善，业务相互交流切磋，我向他讨教妇科方面，他向我问一切西医方面有关妇科的知识，他是浦东北行胡家女科名医之一。第十二届的曹路乡人曹省三也是名老中医。第十四届的吴湘珠（女）（高桥镇展览馆中有她的事迹陈列），我叫她湘姐，高桥北片出诊我常去她家坐坐，她与国医大师裘沛然是同班同学。第十五届顾耕畲，是张桥镇老中医顾启良之子，退休于张桥卫生院，其女儿顶替入院在今金桥镇卫生中心药房；同届的还有殷品之，高桥镇西街，此人学问绝伦，但业务不多，我出诊经过他诊所门前总见到一壶茶一卷书的闲着，后来就聘于解放后的上海中医学院任教，不幸于 1993 年 10 月 31 日逝世，终年 79 岁。第十六届的赵卫康也是张桥人，世居赵家牌楼村。赵家是张桥的大族，也是张桥的骄傲，我家南面有赵家旗杆（村名），听说此旗杆是皇上钦赐的，它西边的牌桥也是先朝皇上敕建的。他为人善良以医为生，真是个好好先生，我和他有些意气相投，曾在张桥关帝庙结为金兰，后因镇上业务不佳，他迁居沪上。再说第十七届有两位，一是孙茂隆，浦东严桥乡人，与我爱人在张桥卫生院共事多年，也是我 1964 年重返张桥卫生院的同事。同届还有一个叫张国辉，浦东龚路镇人，家庭富裕，其住宅门前种植有一颗百年以上广玉兰大树，高与四层楼房齐。当你从上川路由北朝南走，未到龚路镇向西看，一眼即望见白花盛开的广玉兰大树，就会想起张国辉老先生。他晚年去美国定居前，曾专程来川沙县中医院（即现在的浦东新区中医医院）托付我他的一个患有慢性肝病连襟，张国辉老先生不幸病逝于大洋彼岸。接着就是二十届朱沛霖，龚路人，还有沈振声。沈是张桥乡西沟沈家宅人，其兄沈昌明，其父沈宝田（乡间称呼他小先生，因为很年轻即开业行医之顾），沈振声毕业回乡开业，一埭住房中出了三个医生。他的父亲沈宝田是伪保长，劳改患病保外在家后病故。当时沈振声与父居住在一起，业务不能展开，遂弃医从教，在西沟小学当国文老师，课余之间不忘旧业，有一次成功地看好一个肿瘤病人，从此声名大噪，因此被吸收进了高桥卫生院，重操旧业。接着是二十二届的张葆初，金桥乡人。其父张仁卿参加东郊区第五联合所，退休于张桥卫生院。其祖父张智园是老中医。一门三杰。同班同学沈维基，张桥乡沈家宅人，与沈振声同村，在沪开业。我届中还有一个沈维澜的，抗日战争时期，经济拮据，生活困难而缀学，他是沈维基的胞弟。还有张桥乡顾家浜头村顾鸣一，又名顾金根，针灸专家。二十八届里有一位国医大师，浦东大名医叶景华，浦东高行南镇人，其父叶章生是既执业中医又从事中药铺工作的忠厚长者。三十届也是旧上海中医院最后一届,黄吉庚,原籍江苏南通,全国老中医药术继承班指导老师,出生成长在浦东东沟镇,其父亲黄天乐开中药店,黄吉庚是曙光医院主任医生,终身教授,已是90多的人了,在孟河丁氏学术传承中起着十分重要的教学工作。他同届的还有东郊区第七联合诊室所所长陆梅友,浦东塘桥人,退休于浦东新区崂山地段医院,卒于1995年。

岁月更替,一代一辈,孟河丁氏流派通过教学传承的芸芸学子至今在浦东在上海枝扩叶延。十年树木,百年树人,而今从中央到地方关于中医药传承创新发展的实施举措不断与时俱进,潘光启、胡秉超、顾耕畚、顾金根、叶景华、黄吉庚、陆梅友等传承了众多弟子,分散在浦东浦西乃至江浙一带,这是中医发展的一支力量。我业已96岁,依旧每周出诊,我的孙女也传承中医在社区卫生服务中心工作。衷心祝愿新时代史发展,中西医并重,服务人民健康。

（根据杨海均文字和叙述整理修改）

医者望悬壶 认真沐人心

上海市松江区九亭医院　胡宏

一代伟人毛泽东说，世界上怕就怕"认真"二字，共产党就最讲认真。讲认真是中国共产党的优良传统。认真的中国共产党，坚持革命，坚持建设，坚持改革开放，坚持走中国特色社会主义道路，沧海变桑田，旧貌换新颜。中国共产党的历史，中国共产党党员的表现，给"认真"做了生动的诠释。

著名医学家吴孟超说："我一生中有过两次宣誓，当医生我是宣过誓的，加入中国共产党我是宣过誓的，宣了誓，就要信守诺言！"他眼里看的是病心里装的是人。这样认真的人，令人景仰，让人信服。

松江区九亭医院始终秉持"认真"二字，努力践行"尊重关爱、视病犹亲"的服务理念。

认真，守护了患者光明

施玥煜从事眼科临床诊疗工作多年，具有丰富的临床经验，在患者中有良好的口碑，患者们都说，施医生真是太认真负责了。有一名患者在做了白内障手术治疗之后留下了后遗症，但凡较长时间的写字、看书之后眼睛就会干涩、发疼，痛苦难忍。在友人的推荐下，他找到了施医生。他说，施医生态度非常好，轻声细语，不厌其烦地再三询问病史，仔细地用仪器耐心检查了双眼。她准备开药时，又若有所思地再次让我坐到一台仪器旁，对我的病眼又重新认认真真看了又看，这才给我开了两种药。我吃了两个疗程，视力恢复如初！施医生真是名不虚传啊！

另有一位姓梁的患者不当心让弹簧弹到了一只眼睛，他急忙去一家医院诊治，可一个月过去，红肿未消，视力仍然模糊不清。他慕名来找施医生诊治。他说，施医生说他的眼睛是毛细血管破裂，不用紧张。用他开的一点眼药，结合毛巾热敷，眼睛就治好了！真是近在咫尺有名医啊！一定要给施医生写封感谢信！

这使我深深悟到：认真，才是患者眼中的名医！

认真，挽救了女孩生命

一口，医院办公室收到了一件特别的礼物——一枚特制的水晶吊坠，上面刻满了祝福与感谢的语句。送礼物来的是一位小女孩儿和她的家长，他们来感谢张红医生挽救了女孩儿的生命。此事不仅闻名于医院，还登上了松江报。

原来女孩儿自幼体弱多病，访问各大医院均没有诊断出结果，慕名找到了张红医生。张医生经过认认真真的诊断，发现女孩患有先天性心脏病，如不及时进行手术，随时会有生命危险！之后，张医生主动联系了市儿科医院，成功帮助女孩儿完成了心脏手术，拯救了女孩儿的生命。

认真细心一直是张红行医的准则。她认为，患者需要的，并不是医生有多高的学历，有多大的名声，而是认真踏实的态度和切实有效的医治。认真，让医生在患者心中更加高大。

认真，挽回了患者双腿

患者李某因长期受糖尿病伤害，脚趾出现溃烂，日趋严重，并向小腿蔓延，面临截肢危险。朋友告诉他："松江区九亭医院的医生看病认真、负责，中医科治糖尿病并发症的疗效甚好。"李先生来到了中医科，医生们认认真真、仔仔细细地询问了李先生的病史，了解他的身体特质、病况程度、生活习惯等因素，结合中医辩证施药的医理，用中医传统配剂方法，对症为李先生配制药膏，并用引流、清创、及时换药等中医特有辅助治疗方法，对李先生精心治疗。李先生没想到，脚上的溃烂在中医科大夫们的治疗下居然奇迹般地痊愈啦！

真是人们说的，耐心生妙方，认真出神医。

认真，赢过了死神赛跑

何长生医生的一次救助行为登上了报纸。一辆救护车上下来了一位抱着一个三四岁孩子的年轻妈妈，边跑边哭叫着："医生，快救救我的孩子！"何医生火速赶到，看到这个不能啼哭、面部发绀、呼吸微弱、心率下降、濒于死亡的孩子，何医生快速检查并立刻得出结论——这孩子是气管异物堵塞导致的完全气道梗阻，必须立刻清除异物。何医生采用 Heimll1ch 手法，很快为孩子清除了异物。当孩子"哇"的一声哭了出来，一条鲜活的生命，从死神手里夺了回来，年轻的家长激动得热泪纵横，更是对何医生千恩万谢！

认真负责的态度与娴熟的救治技术，何医生展现了医者在死神面前不屈的一面。

认真，撷取了患者口碑

邓巍医生接诊了一位肚子疼伴呕吐患者，她用温和亲切的口吻询问了病情，量了血压，又听了心脏，然后，她扶病人躺到检查床上，轻轻地拉开病人用腰带扎着的上衣，把手轻轻伸到小肚子上，摸一个地方，问疼不疼。她见病人表情有些紧张，肌肉也有些痉挛感，便问："你是疼吗？还是紧张？"病人不好意思地回答："小时候肚子疼，只有母亲揉过我的肚子。如今我都 70 多岁了，从来没有女的摸过我的小肚子！"她淡淡笑说："我是医生啊，不用紧张。"这时，"医生"二字是那么神圣而又令人敬重！

德行天下，决非偶然！有口皆碑！有知情者告诉我，有一位患者也是因肚子疼，来找邓医生看病。邓医生在他的小肚子上摸到一个硬块，经进一步诊断是肿瘤，因发现及时，术后患者很快康复出院。

认真，医院才会得到患者的信任；认真，医务人员才有良好的形象；认真，医院的发展才能蒸蒸日上、兴旺发达。

习近平总书记说，让人民生活幸福是"国之大者"，这句话让我们对于如何才能"全心全意为人民服务"有了更深刻的理解。作为一名医务工作者，我们始终牢记自己身上的责任，把病人始终放在心间，弘扬"敬佑生命、救死扶伤、甘于奉献、大爱无疆"的精神，为人民生活幸福这个"国之大者"奉献自己的一份力。

于井子访谈录

上海市普陀区人民医院　梅莉莉

1. 于老师好！你是卫生行业的老劳模，大家认识你是通过骨髓捐献开始的。你的骨髓曾经历一场不平凡的"洗礼"，让另一名护士获得重生。据了解，普陀区人民医院在你的带动下，目前共有 3 名医务人员成功捐献骨髓，你觉得自己在这件事情上发挥了怎样的作用，今后将如何带领、感染更多的医务人员来参与其中？

于：我个人获得了"全国劳动模范""全国'三八'红旗手""全国医德标兵""全国青年五四奖章""全国最美志愿者"等诸多国家级荣誉，并当选为党的十八大代表。首先我非常感谢组织的培养，一路走来，我更多的是对护理工作的执着追求和对志愿服务的满腔热情。

当初报名去捐献骨髓的初衷就是希望能帮助那些有需要的病人，觉得这是一件非常值得做的事情。同时也是希望在当时社会上还对捐献骨髓存在很多误解与排斥的情况下，能够用自身的例子改变大家的观念，证明献血、献骨髓对捐献者全然无害却可能挽救生命。

很高兴自己的事例感染带动了两位青年职工加入捐髓行列，说明人们对献血、献骨髓的观念正在不断改变逐步接受。相对于病患的数量，我国目前的骨髓库供者还是偏少，希望能以我们的力量影响带动更多的人加入这支队伍，让更多的病人重获新生。

2. 您曾经经历过非典，现在回想那场"战疫"是什么感受？在当时您参与了什么工作？

于：2003 年我在护理岗位上是直面了非典的。当时外地已有好几名同行殉职，上海的形势也不容乐观。在此之前，人们已经好久没有经历过如此重大的疫情，可以说是猝不及防、茫然无措的。在人人谈"非"色变的情况下，我们医护人员必须守在最前线。我想这是从事这份工作就应该承担的责任。

当时我是本院第一个报名上"抗非"前线的，并在上前线的前夕火线入党。我参与了区非典定点医院的筹建工作，其后又在院内的发热门诊工作，战斗在抗非的第一线。我记得很清楚，那时候正值"五一"期间，大家都放弃休假，积极参与医院筹建隔离病房的工作。最后，隔离病房在验收中被市卫生局评为优秀级。回眸往事，这段经历是我个人宝贵的财富，很有意义、很值得。

3. 这次新冠肺炎疫情期间，您在第一时间积极报名到道口参与防疫工作，在这过程中您感受如何？这次疫情有什么特别令您感想深刻的？

于： 与2003年抗击非典时的想法一样，作为医务人员，就应该为百姓守牢抗疫的第一线。在道口工作的最大感受就是深深为我们这些医务工作者而自豪，不管有多苦多累，我的同行们都很好地尽到了自己的职责，守护了我们的城市健康。

这次疫情，我想说一个小插曲：2月20日晚6点，我院接市、区卫健委紧急通知，需立即组织50名医护人员援助湖北应对新冠肺炎疫情。

在全院职工的共同努力下，一小时内，迅速组建了一支由9名医生、40名护士、1名管理人员组成的医疗救治队伍。他们分别来自于急诊医学科、呼吸与危重症医学科、中医科、消化内科、肿瘤科和护理部，既有一线医护骨干，也有从事院感管理的卫技人员。

虽是夜晚，但医院行政楼灯火通明，院方调度各级力量，全力为出征人员准备各类防护物资、药品及生活必需品等。在疫情面前，上海市普陀区人民医院的职工用自己的实际行动，书写着人间大爱……我原来也要随队出征，大家都已经准备完善，虽然最后没有出发，但抗疫精神深深留在我们每一个人的心底。

4. 除了抗击非典、抗击新冠疫情，您还去过哪些困难地区开展过服务？

于： 2008年汶川地震的时候，我参加区医疗救护队到四川绵阳驻守了一个多月。2010年我参加了慈善光明行活动，到西藏高原为白内障病人自愿服务。

2008年5月12日，汶川发生地震，我也是第一时间奔赴灾区，救治灾民。就在刚到绵阳的第一天，便跟随救护车转运一位脊柱骨折的重病人，一路颠簸，大雨磅礴，还不时有碎石滚落。简易担架上没有固定设备，为了尽可能地减轻病人的疼痛，弯身俯在担架旁，我用瘦弱的双臂扶持着伤员整整4个小时。下车时，腰已经直不起来。

2014年8月，我又有幸踏上了"慈善光明行"义诊之旅，成为西藏拉孜慈善光明行的一名队员。西藏日喀则地区海拔高，一些队员产生了严重的高原反应，我忙碌着为高原反应的队员按摩，更积极投入到白内障患者的术后护理中。在参与医疗护理的过程中，与当地藏民结下了深厚的友谊。

5. 2006年，普陀区人民医院成立了以您名字命名的护理小组，"八心"护理法的诞生引起了各方的关注，2015年以来于井子护理小组的发展如何？"八心"护理法得到了哪些提升？特别围绕国家、市卫健委改善医疗服务的要求，您带领团队成员作了哪些积极的思考？

于：在八心护理法的基础上不断完善，拓展出基于"八心八践"创新理念为指导的和谐医患关系护理模式。

"追求人性化服务"是我及护理小组始终坚守的理念。近几年，我带领护理小组创建上海市劳模工作室，先后推出"三微"宣教模式，制定并实施三大模块共计108项管理制度，通过"微视频""微课堂""微手册"，让"慢病患者自我管理"得到全新实践，形成和谐医患关系新型护理模式。今年，针对急性心梗患者的术后康复，开展"心影相伴"项目，推出专职护士、专业视频、专科用具、专业手册及专线电话等"五专"服务，让病人得到更专业、更贴心的服务。可以说，"八心"人性化护理法在我和小组成员的实践中，不断升华。当然，培养人才、提升技能、创新服务，打造优质的护理团队，也是我们今后的发展目标和不懈追求。

6. 今年是建党百年，听说您是普陀区党史学习教育宣讲团成员，您将如何分享自己的真情实感，讲好红色故事、讲好中国共产党的故事？

于：其实在我们医院，在我的身边，有着许多默默无闻的优秀职工、党员先进，我希望和大家分享他们的故事。

王国江医生访谈录

上海市浦东新区周浦医院门诊党支部

上海市浦东新区周浦医院皮肤性病科主任王国江医生今年 58 岁。2021 年 5 月 8 日，建党节之前，我们对他就如何看待医生职业等问题进行了访谈。下面是访谈实录。

问： 您从医多少年？当初怎么会选择医生这个行业的？

答： 自 1981 年毕业起即从事医生职业，至今已有 40 年。我小时候体弱多病，经常需要到卫生所治病，农村医疗条件差，缺医少药，每次看病需要到 20 多公里外的县城，而且在当时医生这个职业也比较神圣。父母就说："你长大了当医生，把自己的病治一治，还可以为别人看病。"这句话在我的心里埋下了长大做医生的种子。长大了就选择了医生这个职业，既能为自己治病，还能为别人治病。

问： 您认为对一名医生而言什么是重要的？

答： 我认为医术和医德都非常重要。医疗技术可以给病人带来正确的诊断，正确的治疗。随着医疗技术的不断发展，出现新的医疗设备、医疗技术和治疗方法。工欲善其事，必先利其器。个人医疗水平很重要，活到老学到老，一生都在专业领域里耕耘。不断学习专业知识，去私利，才能更好地为病人服务。不管在国内国外都把白衣战士比喻成"天使"，医生是解除人痛苦、拯救人生命的非常高尚的职业，医德很重要。孙思邈曾说"不为良相便为良医"。一定要当一个"好"医生。

问 在您的从医经历中发生的什么事或者什么人是让您难忘，感触非常深的？

答： 20 多年前有一个小女孩患有特应性皮炎、严重的季节性哮喘及鼻炎，该患者在皮肤病治疗好转的情况下，却因突发哮喘去世，非常的可惜，父母的悲痛让人印象深刻。如果当时能有更高的医疗技术水平，小女孩可能就不会去世，所以我们要不断提高我们的医疗水平，尤其是过敏源的脱敏，过敏源的检测。还有一件事，是我的母亲，她对我们生活中常吃的面粉过敏，只要一吃就会发荨麻疹，严重的时候还会休克，几十年来都不能吃面粉，直到我到北京协和医院进修学习的时候，才知道过敏是可以治疗的。后来经过半年的少量的面粉脱敏治疗，痊愈了，现在80多岁还身体康健。从这两件事上看，医疗技术多么重要，对患者的服务不但要表现在医德上，还要表现在医疗技术上。后来我做的一些科研工作，也是紧紧围绕着脱敏等临床实际工作。

问： 在您的从医生涯中有没有过放弃当医生的时候？最后又是什么让您坚持了下来？

答： 1981年至1983年作为内科医生在单位实习，主要以呼吸、消化、肾脏为主同时还管理重症患者，综合技术水平要求比较高。当时我也是刚刚毕业，深刻感受到自己技术水平的薄弱，也有诊断治疗失误，虽然没有造成严重后果，但也是被领导批评教育，所以当时退缩过、彷徨过，也曾有过放弃当医生的想法。但是后来因为自己取得一些小成功，不断积累临床经验和医学知识，自己的医疗技术水平也逐步提高，这种想法也就随之慢慢淡去。对于医生而言，最高兴的就是听到患者说："王大夫，经过您的治疗，我的病好多了。"这也是支撑我走到今天，使我坚定信念，一如既往做下去的精神支柱。

问： 在当下的医疗环境下，在这个工作岗位上，您觉得压力大吗？

答： 压力非常大，现在患者对医务人员的要求非常高。他们有一个误区，就是把医疗当成一个普通的服务行业，就是他花了钱就要得到他想要的服务，期望值太高。同时因为互联网时代，对于疾病知识，患者可以很方便地获取，尽管这些知识不一定准确。这对医生、对疾病的诊断以及在与患者的沟通中都造成一定的困扰。另外，作为一名科主任，我还要协调科内事务，在遵守规章制度前提下，提高医疗技术水平的同时得适当提高医生收入，使他们能过上安稳的生活，以便能更好地为患者服务。社会效益和经济效益两手抓，要拿捏好很不容易。但是我始终坚定我的初心，化压力为动力，恪尽职守、履职尽责，为医院的发展出力、为人民群众的健康服务，这是一名医者应有的担当和使命！

医生是冷静的，还是热情的？

徐汇区中心医院　刘巧蕊

人们常说："医护人员的职业素养是冷静，有时候甚至是无情的。"然而，这往往是句外行话。

2020 年 3 月，国内新冠疫情得到控制，人们逐渐恢复正常的生活和工作；而彼时的欧洲，疫情却才刚开始。一天，徐汇区中心医院的发热门诊迎来了一位从新冠疫情隔离点送来的特殊的病人：70 岁女性，刚从法国到上海，隔离期间出现胸闷、气促、咳嗽等不适，基础疾病有乳腺癌伴全身转移、低蛋白血症、贫血、高血压、冠心病、肺动脉高压。患者即便是飞机上持续吸氧，也要带病回国的唯一目的，则是叶落归根，长眠故土，她的家乡在浙江台州。患者隔离期未满，需要在隔离病房完成诊疗和隔离；预期生存周期不长，需要一级护理、密切监测生命体征、对症处理及营养支持。患者更是希望这里的医护能帮她延长生存时间，实现真正回归故里的心愿。

接下来在隔离病房，往往人们认为封闭化管理、充满消毒药水气味的科室，却演绎了一场人间大爱。在隔离病房，必须做到和危重病房一样的措施，才能保证患者隔离期间生命体征平稳。我们的医护们穿着厚重、不透气的防护服，汗流浃背地对这位患者进行不停歇的诊治、护理，患者心功能及营养情况差，活动受限，生活不能自理，当班护士还要负责照料患者的饮食、大小便、擦洗……肿瘤科、心内科、呼吸科、重症医学科、心理科的医生前来协诊，危重症专家每天必到隔离病房查看患者病情，给患者制定个体化的诊疗计划，还要给患者吃上一颗定心丸，让她振作精神，重拾信心。患者的女儿还在法国，每天会通过微信联系办公室微信号，询问患者病情，更是希望能和患者视频连线，而患者却没有微信号和手机。于是，隔离病房里的工作手机，成为母女间亲情的纽带，不管是白天，还是夜里……经过隔离病房专业的诊治和无微不至的护理，患者的症状逐渐缓解，脸上终于出现了笑容。隔离期满后，患者如愿地坐上了救护车，回归故里。

如果从这个故事，就得出医护人员永远柔情似水，那也不确切，应该说，医护们更多的是在要求自己：为医则刚。

2020年5月，为了更好地进行疫情管理，卫健委要求定点医院设立核酸采样及监测点。徐汇区中心医院场地有限是不得不提的，又逢夏天来临，酷暑难耐，放哪里采样？核酸采样必须要户外操作，就一定在户外。谁来采样？高风险工作，当然我们隔离病房的医护们先上。搬来桌椅、电脑、打印机和防护用品，放在医院的一个角落，和信息科的同事们把设备组装好，就一切就绪了。采样点配备一名医生和一名护士，采样10分钟不到，医护人员的衣服全湿了，而每班工作8小时，采样200人次以上是家常便饭。闷热、口渴、头晕，接近中暑感，是开始工作时常常出现的情况。但出于医务人员的直觉，绝不能把让自己中暑！于是大家纷纷想方设法创造避暑条件：自带冰袋，用胶布固定在自己衣服上，前胸后背都贴上，再穿防护服；自带保冷功能的吸管水杯，提前备好足够的生理盐水和糖水。下班了，衣服脱下来，已经像是洗过的一样滴水，身体也就当洗了一次免费桑拿……

而大家的小期待也逐一得到落实：雨天来临前，采样点有了雨篷；采样点的医护们有了一台带制冷功能的风扇；有的同事搬来冰块，这样的友情支持，多么地温暖贴心啊！半年后，医院终于在广场上设立了专门的、设施齐全的采样点。而在这条件简陋的半年里，没有一个同志因为工作条件差而退缩：因为大家都是共产党员，在疫情爆发的第一时间就报名第一线，解决问题、把工作做好是第一位的。

您说医生是冷静的，还是热情的呢？是柔弱还是刚强的呢？

百年征程波澜壮阔，百年初心历久弥坚。广大医务工作者们永远奋战在保护人民群众身体健康的第一线，凭着专业的知识和本领，冷静的头脑，浓厚的家国情怀和责任担当，任劳任怨的付出，以仁心仁术济世救人，谱写出一幕幕生命至上的人间真情。

·医疗援助·

猫耳洞中，我郑重口述了入党志愿

上海交通大学医学院附属仁济医院　侯健

入党志愿书一般要求必须由申请者本人亲笔填写，而我的入党志愿书却是在电话里一字一句郑重地口述的。这还要追溯到 30 多年前我在祖国的南疆经历的那段难忘的岁月。

1985 年 8 月，经学校党委批准，我们刚刚从军医大学毕业的 20 名同学在队长姜世来的带领下奔赴云南老山前线的一线部队代职见习。到了前线，同学们被分配到不同的连队，我本人则被分配到某部"双大功红一连"担任见习副连长。其时，连队刚刚完成惨烈至极的老山 211 高地争夺战，从阵地上撤下来休整。我到连队后每天跟随部队一起训练，进行前一阶段战斗总结，交流战斗经验等等。在这段时间我对所在部队的光荣历史、前一阶段的战事情况以及战友们的英勇事迹有了一定的了解。也是从那时起，开始与战友们建立了终身难忘的友谊。

大学期间，我对入党抱着无所谓的态度，觉得自己学好医学知识，做个好医生，治病救人就可以了。到了部队的亲身经历让我感慨良多，感觉自己又上了一次大学。在攻克 211 阵地中带着敢死队冲上阵地而英勇牺牲的副连长是共产党员，坚守在离越军直线距离只有 7 米远的猫耳洞的代理排长是共产党员，身负重伤用报话机喊着"向我开炮"的战士是共产党员，每天几次穿越"百米生死线"运送弹药与食品、转运伤员的军工战士也是共产党员……可以说，这段时间我时刻被身边的有血有肉的战友们感动着，被他们可歌可泣的英雄事迹震撼着。

10 月初，部队接到上级命令，再次开赴战场，执行在山岳丛林地带的对越作战任务。我们一连的任务是负责驻守老山前线最前突的那拉口方向的 3 个阵地。这些阵地与越军阵地犬牙交错，其中 111 阵地的 3 号哨位离越军的哨位直线距

225

离只有数米远。142 阵地又称"李海欣高地"，当时因为作家李存葆的小说《高山下的花环》而为大家所熟悉。146 阵地是连指挥所，位置稍靠后，但离开越军阵地的直线距离也只有一两百米。临上阵地的前一天，我郑重地向党组织递交了入党申请书，表达了自己甘洒热血保卫南疆的决心。

上阵地的那天晚上，南疆的月光异常皎洁，远处不时传来枪炮声。我们集合完毕，接受部队领导战前动员后，每人喝上一口壮行酒就分组出发了。我和两名战士被分在一组，他俩都是只有一两年军龄的新兵，但为了保护我，他俩一前一后，让我走在中间。走了大概十几分钟，快到"百米生死线"了，走在前面的连队通讯员周如录回过头来微微一笑，对我说"我是党员，该我走在最前面"，又说"你是学医的，万一我踩上地雷，你可以救我"。这个画面，几十年来时常萦绕在我的脑海。

我们翻过一个又一个山头，穿过一条又一条战壕，走了一个多小时，大约晚上 10 点到达 146 阵地的连指挥所。这其实就是山脚下的天然裂开的大石缝。石缝口用沙袋垒成战壕与其他阵地和哨位连接，整个指挥所成"丁"字型，我和连长、指导员、一名副营长、一名北京来的见习连长、两名战士就在这里一起坚守了 42 天。指挥所洞里环境常人难以想象，睡觉的床铺和办公桌是用弹药箱垒起来的，大家轮流在能够躺两三个人的"铺"上休息。睡梦中常有老鼠"亲吻"脚趾和鼻尖，还有山岳丛林地带特有的蚊子和昆虫频频光顾。云南十八怪中就有"三个蚊子一盘菜，四个老鼠一麻袋"的说法。许多战士因为蚊虫叮咬皮肤溃烂而不能穿衣，他们为了保卫祖国而进行一场特殊的裸体战争。炮声一响弹药箱下面碗口粗的蟒蛇还把弹药箱拱起来。吃的东西是军工冒着枪林弹雨背上来的压缩饼干和罐头，开始觉得很新奇、很香，两三天过后胃就开始反酸、胃痛，战斗一吃紧，这些也保障不了。喝的水是战士冒着生命危险从山下背上来的，每一口都很珍贵。有好几次，战士在背水时被敌方炮弹打中牺牲。方便时就用罐头盒子接着然后扔出洞外。

每天的敌情少则几次，多则十几次。有越军特工的袭扰，也有成建制的进攻。我们连这一阶段的任务就是坚守阵地，不让敌人占领我们一寸国土。有几次，越军特工摸到洞口不远的地方被我们发现，双方交火，子弹穿过掩体的沙袋捡起来还很烫手。还有一次，越军大规模地向我方阵地进攻，多发炮弹在洞口和洞顶爆炸，我们连指挥所内感觉地动山摇，洞口的砂石滚滚而下，把半个洞口都堵住了。在坚守阵地的 40 多个日日夜夜里，我共经历大大小小战斗并处置敌情数十次，抢救处理伤员20多名。战斗间隙，我还发挥自己的特长，为部队翻译了进口夜视仪说明书，保证了仪器在战斗中的正常使用。

1985年11月15日，这是我终身难忘的日子。上午9点多，电话铃声忽然响起，是营教导员章国鸣同志从营指挥所打来的。我本以为他是要下达任务或是通报敌情，所以拿起电话就说"我是眼镜"（眼镜是我在阵地上的代号）。没想到他在电话里郑重地告诉我，我的入党申请被批准了！他说，由于战时情况特殊，无法把入党志愿书让人送到我手上让我填写。作为我的入党介绍人，他让我在电话里告诉他我的个人和家庭情况，由他代我填写入党志愿书。至今我仍清晰地记得，接到这个电话时我激动得有十多秒钟说不出话来。随后，我从坐着的弹药箱上站到猫耳洞泥泞的地上，在电话中认真地、一字一句地"填写"着自己的入党志愿书。填写完毕，我举起拳头在电话里跟着教导员向党宣誓：我志愿加入中国共产党……自此，我成为了一名光荣的中国共产党预备党员。

忆往昔，岁月峥嵘。我为自己在国家需要的时候能够挺身而出感到自豪，为有机会报效国家而欣慰，是时代选择了我们。这些年来，时常想起南疆那片热土，那血与火的历练，还有长眠在那里的战友，他们也是父亲、丈夫或儿子。在猫耳洞里的特殊的入党经历成了我人生新的起点。我常常想，其实回到了和平的环境，也有一个一个阵地需要坚守，一个一个难关需要攻克。如何做到不忘初心，始终保持共产党员的先锋模范作用，为国家、为社会、为患者多做贡献才是应该铭记的信条。

谨以此文，献给中国共产党成立100周年！

三十年初心不改，新时代砥砺前行

上海交通大学医学院附属仁济医院　张继东

今年是中国共产党成立 100 周年，也是我入党的第三十个年头。从部队到地方，从骨科医生到医院管理者，无论是驻扎海南岛、还是援摩洛哥、援鄂……变化的是工作岗位和环境，不变的是"全心全意为人民服务"的初心。这份初心，是信念，也是担当，是责任，更是鞭策。

1983 年，我入学入伍，在部队读了 9 年书，工作了八年，从陆军到海军，期间被派驻海南岛工作了 2 年。在军医大学学习的那段时间里，我受到身边党员战士的感召，递交了入党申请书，并于 1991 年光荣入党。30 年弹指一挥间，回忆自己的成长经历，离不开党组织对我培养、教育和信任，我始终心怀感恩。

2000 年，我转业到仁济医院。2003 年，因为党组织的信任，我被外派到摩洛哥执行为期 2 年的医疗援助任务。在这个离家数万里的国度，我们克服了陌生的环境、艰苦的条件、不通的语音等重重困难，特别是对家人、对年幼孩子的思念，努力为当地民众提供医疗服务，最终建立了良好的口碑。援摩期间的甜酸苦辣，个中滋味，只有经历过才能体会。每每遥望故乡，我的心中常浮现出 4 个字——家国情怀，这是支撑我们无悔援外的动力源泉，而这份情怀也在历经锤炼之后愈发彰显炽热。

回到上海后，我于 2007 年转行到了医疗管理岗位。2020 年作为上海第八批援鄂医疗队总领队带领上海 6 家三级医院 521 名医护人员奔赴武汉雷神山。作为领队，我更像一个"家长"，给予队员们关爱和鼓励。令人欣慰的是，在这个没有硝烟的战场上，我看到了 80 后、90 年后年轻党员的成长和担当，他们冲锋在前，以战斗的姿态投入与死神的较量之中，为人民群众筑起了一道生命安全的防护墙，彰显了朝气蓬勃的青年力量。2020 年 3 月 8 日下午，我院 5 名医护人员在武汉雷神山医院光荣入党，看着他们年轻却坚定的脸庞，我再次重温了入党誓词，也更加坚定了共产党员为民而战的初心！

百年恰是风华正茂，对我来说，如今也正是人生的当打之年。30 年来，我心中一直牢记当年入党时的那份誓言。回顾过去，我无怨无悔；展望未来，我满怀信心。历史的"接力棒"交到了我们手上，这是时代赋予的光荣使命，站在向第二个百年奋斗目标迈进的关键节点，我们将在中国共产党的坚强领导下，继续齐心协力，努力干成一番新事业！

今年是医院"十四五"发展的开局之年，随着公立医院高质量发展的号角吹响，第二批委省（市）共建国家医疗中心和区域医疗中心签约，我们一定要打破常规思维，把握医疗结构优化转型这一重要机遇，不断转变观念，进一步提高管理能力；把握新技术革命，进一步拓展互联网＋医疗的服务功能；借助南院回归，四院区一体化高质量发展，创新多院区管理模式，进一步优化医疗资源，形成学科合力；精准定位，协同创新，建立和培养一支集管理与运营团队，以数据管理为核心，提高资源配置效率，降低风险和成本。为把我院建设成为创新型、研究型、智慧型、国际化的一流亚洲医学中心而努力！

重塑"小 M"女儿身，医疗扶贫在路上

上海市第一人民医院　蒋君涛

2016 年 8 月 19 日至 20 日，全国卫生与健康大会上，习近平总书记提出，健康扶贫属于精准扶贫的一个方面，因病返贫、因病致贫现在是扶贫硬骨头的主攻方向。

"蒋医生，我还能长大吗？"

问我这个问题的小女孩叫做小 M，4 岁半时查出了患两性畸形—外生殖器似乎兼具女孩和男孩的特征，她生命之花的绽放之路注定充满着鄙夷与自卑。遥远贫瘠的山村隐藏了重生的盼望，疾病缠身的父母扛不起治疗费用的重担，原生家庭的无力给予不了小朋友改写命运的铿锵之笔。

2018 年 1 月，我作为上海市第一人民医院第一批驻点帮扶遵义市第五人民医院泌尿外科专家，担任遵义市泌尿疾病临床医学中心首任执行主任。只见她，原本应该是像春天闪电一样奔跑的年纪，脸上却写满了自卑与疲惫。经过初步检查，小 M 除了两性畸形，还患有马蹄肾脏，一侧肾脏严重积水，复杂性肾结石，病情复杂，以遵义五医现有的医疗条件难以治疗。

"医生，娃娃治这个病要好多钱哦？我们屋头没得啥子钱，前些年给娃娃治病，现在还有债没还完。"

"每个人都希望你平安长大。"我转向父母，"你们的情况我大概知道，我想想办法"。听到孩子纯真中带着绝望的话语，看着朴实家长期盼孩子健康又责怪自己无能的样子，我难抑制心中的酸楚，暗下决心，尽我所能地帮助这个即将进入青春期这个关键时期的小 M。为帮助小 M，我多方联系、奔走。通过与上海市第一人民医院远程会诊反复讨论后，确定小 M 的病可以在上海进行手术治

疗。在两家医院和遵义市卫健委领导的大力支持下，筹措到了小 M 的治疗经费，小 M 顺利来到了上海。住院后，在夏术阶教授统领下，上海市一泌尿外科、影像科、妇产科、内分泌科组成诊治团队，为小 M 制定了精准的治疗方案。手术很成功，小 M 获得了女儿身，解决了肾脏问题。更幸运的是，性别手术过程中切除的睾丸发现了早期肿瘤细胞。通过这次医疗救助，让饱受 14 年疾病困扰的小 M 获得了健康，开启了美好新生活。

还患者以健康无忧之体魄，重塑患者尊严之高墙，得知小 M 手术一切顺利，远在遵义的我也放下了牵动的心。

"蒋医生，谢谢你哈，我们屋头也没得啥子好东西，听说大家都给好医生送锦旗，我们也买了一个。""蒋医生，谢谢你，我不晓得咋个说，真的谢谢你。"

我捧着锦旗，看着这家人的生活重新走上正轨，不被疾病继续拖累在贫困的沼泽里，还有小 M 如释重负的笑容和真切的感谢，心里满是感动。更振奋人心的是，在尼冰副市长和张辉杰会长的热心推动下，贵州省人口健康基金会、遵义市卫生健康局、遵义市计生协、遵义博爱联盟，因此联合发起成立了"义海健康救助专项基金"，搭建爱心平台，传递慈善力量，帮助像小 M 这样的极贫患者。这一倡议迅速得到全市医疗系统的积极响应以及社会各界的踊跃支持。我看到，上海的爱心企业也积极参与到向义海救助基金爱心捐赠的善举中，突然感慨万分，悬壶济世、救死扶伤、拯救患者逃出荆棘之路本是医生本分，但是善良却在这一刻变成了每一个人的选择。

小 M 的故事就像春雨，唤醒了掩埋在大地中善良的种子，让更多贫困的家庭感受到社会的温暖，让未曾享受到命运眷顾的患者有了涅槃重生的希望。今后，我也将不忘初心，继续投身脱贫攻坚的伟大事业，讲好一线扶贫的感人故事，传递打赢脱贫攻坚战的坚定信心！

一个"学院派"在红色遵义的转变和升华

上海市第一人民医院　朱鸿

2018年冬天，时任上海市第一人民医院院长王兴鹏老师亲自送我们第二批援黔人员从上海虹桥机场飞至遵义新舟机场，正式启动了为期半年的常驻遵义的脱贫攻坚工作。王院长告诉我们"到了遵义就做自己擅长的事。这句话在官方的语境里，是'遵义所需、上海所能'。"我作为眼科医生被派驻到遵义市第一人民医院，抵达医院的第一天，我被震惊到了，这是一家三级甲等综合性医院，院区宽敞明亮、各种现代化诊疗设备齐全，完全没有之前想象中应有的"贫困落后"迹象。几个问题一直在我脑海里萦绕，"遵义需要什么？""我能干什么呢……

遵义当地卫生系统中有一位领导很是照顾我们这帮刚来遵义的年轻人，他叫张辉杰，是遵义卫健委的副主任。这一年我们赶上了贵州独特的"零冻天气"，天气恶劣，又值春节前后，张主任和各个医院的院领导怕我们想家和不适应，变着法子照顾我们，带我们参加医院和各个科室的春节集体活动，给我们讲红色遵义的故事，也带我们下乡深入基层，到余庆县、虾子镇、凤冈县、赤水等地开展义诊和调研，帮助我们结合各自特点找到扶贫工作的方向和切入点。张主任常常说我是"学院派"，我博士毕业于上海交通大学医学院，随后又在美国哈佛大学医学院留学三年，2015年带着报效祖国的赤诚回到上海。"学院派"的称呼非常准确，高等教育和海外经历开拓了我的学术视野、科研思维和沟通方式，但是这种"学院派"的传统思维使我在遵义出现了"不接地气"的情况。我的站位不高、想法往往过于简单和片面，张主任照顾我们上海专家的面子，总是进行委婉的批评和指点，因此，在相当长的一段时间里，"学院派"成了张主任批评我时的昵称。回过头来看，由衷感谢在遵义的工作经历，这段历练让使我重新审视医生的价值，重新理解我们在脱贫攻坚事业中能够起到的作用，重新定位自己、明确奋斗方向和着手点。在美国和在上海、遵义 3 个地方的深入生活和工作，大大增强了我的民族认同感、社会责任感和历史使命感。

在遵义，我有了深入中国最基层贫困县的机会，看到了中国边远穷困地区最真实的卫生医疗状况。一个乡村医生往往要翻山越岭一整天才能走访一个常年驻扎在山里的贫困户，而且随身仅能携带非常简易的医疗设备和药品。正规培训的执业医师都扎堆到经济相对发达的地区了，乡村医生就都曾经是当年的赤脚医生。因此，在贫困山区，即使乡村医生们不辞辛劳走访到贫困户，也会有见到病人却无从医治的无奈。张主任告诉我们，遵义卫生系统有特殊性，市区的直属医院吸纳了一大批接受过高等正规教育的医务人员，但是整体来说满足于现状、缺乏奋斗的方向，亟需"扶志"；在遵义卜属县医疗机构中，贫困县的医疗匮乏又超出想象，肯留守的乡村医生医疗水平有限，缺乏进一步培训的机会，亟需"造血"。因此，遵义卫生系统正在谋划依托上海的帮扶构建一个通道，引导市级医疗机构更好更快地发展，以更高水平服务遵义老区人民，同时创建一个平台，加强乡村医生的培训，让山林深处的老百姓能享受到更优质的医疗服务。遵义市第一人民医院是当地市级医院中的老大哥，是这个承上启下平台的最佳候选者，我作为上海援建遵义的眼科医生恰巧落户于遵义市第一人民医院，命运使我成为这件事最佳的推动者，给了我一个能够造福一方百姓的机会。因此，上海市第一人民医院和遵义卫生系统各级领导都要求我站位更高一点、考虑更全面一点，开足马力、切实推进这项工作，早日促成构建这个平台。

为了方便我的工作，遵义市第一人民医院聘任我在科研部挂职副主任，带领一个工作组专职推动"上海 - 遵义医学人才学院"的筹建（简称"人才学院"），遴选遵义当地的可造之材送至上海进行专项培训，预期用三年的时间培养 100 个医生、100 个护士、50 个管理人员，并命名为"115 医学精英人才计划"，我们一般简称为"115 计划"。我们希望在"人才学院"这个平台上，通过"115 计划"的率先实施，为遵义地区培养一批具备目标技能的临床医护团队和管理人才，构建学科群式的临床医学中心，满足遵义"扶志"和"造血"的需求，并结合当地的远程医疗网络，最大化实现优质医疗资源下沉至周边郊县和山区。2018 年4 月初，我们拟定了"115 计划"遴选标准、培训考核及管理办法、远程培训规划、腔镜实训中心筹建规划等，并报遵义市卫计委和上海市第一人民医院审阅通过。2018 年 5 月 3 日，我们在遵义市直医院和区县医院正式启动"115 计划"报名工作，报名人员特别踊跃，也有到办公室来谈具体情况、哭鼻子的同志，深入了解整体情况后，我们明确了一些工作准则，对于基层特别紧缺的专项技术人员的培训，必须要因地制宜、全面考虑，不能单纯地依赖学历、职称和科研成果等常规选拔标准。本着一切为了最大化提高当地医疗服务能力的准则，工作组最终收到符合规定的报名人员165人，其中管理组27人、医疗组67人、护理组71人；遵义市一医38人、遵义市二医2人、遵义市三医16人、遵义市四医7人、遵义市五医21人、贵州航天医院11人、仁怀市人民医院5人、赤水市人民医院5人、凤冈县人民医院5人、红花岗区人民医院10人、红花岗区骨科医院2人、湄潭县人民医院5人、绥阳县人民医院5人、桐梓县人民医院6人、务川自治县人民医院5人、习水县人民医院5人、余庆县人民医院5人、正安县人民医院6人、红花岗区口腔医院1人、红花岗区虾子镇中心卫生院5人。除了选拔个人加强培训以外，我们还开展了"专项技能组团跟班培训"的试点，2018年5月7日，我们启动团队式培养，围绕学科发展或项目需要配备人员形成团队，针对临床试验基地的申请和建设，以及促进眼科和呼吸科的学科发展等几个目标，带领遵义市第一人民医院药物临床试验机构办公室、伦理委员会、眼科、呼吸内科、发展运营部、检验科相关人员，构建3个团队赴上海市第一人民医院开展专项跟班学习。随后，2018年5月22日，上海市第一人民医院冯运书记带专家组一行13人抵达遵义在全市范围开展"115计划"的遴选面试工作。2018年5月30日，在遵义市卫计委领导的组织下，各医疗机构负责人开展讨论会，采取择优录取、兼顾需求紧迫性的原则确定了赴上海学习人员的名单，自此以后，在上海市第一人民医院、遵义市卫计委的领导下，"115医学精英人才计划"这个项目在"人才学院"的平台上持续的向上海输送学员，起到了不断提升遵义地区医疗质量的成效。

遵义的生活和工作不仅使我个人得到了锻炼、与当地人结下了友谊，同时我们的工作也得到了上级部门的肯定。逐渐的，"学院派"也不再是我的昵称，我们这些援黔人员也成了当地人认可的能够共同奋斗的战友。

我在南极做医生

上海市第十人民医院　秦忠豪

生在上海，长在上海，学在上海，工作在上海，作为国内经济发达地区的"土著"，我坐定思考，审视自我时，总会觉得自己眼界局限、经历匮乏。选择成为急诊科医生大概也有这方面原因，但我更渴望去困难的环境里看看自己的能力，能去祖国最需要我的地方实现自己作为一个中国人和共产党员的价值。因此，当我看到遴选第三十六次中国南极考察越冬医疗保障岗位的通知时，没有过多的踌躇和犹豫，在征得父母、妻子的同意后就报名了。最终，我顺利通过了选拔，成为了中国第三十六次南极考察中山站越冬队的站医。

南极科考是一个大国、强国国力的重要体现，越冬队顾名思义是一支需要在南极越过冬天，在贫瘠、极寒、遥远、渺无人烟的地方工作和生活一年的队伍。2019年10月，我们搭乘"雪龙"号，从国内的秋天出发，向南极的夏天走去，一头扎进极夜的寒冬。

南极是世界上最后的无人区，是人类最后发现并踏上的大陆，是世界上平均温度最低、最干燥、风最大、平均海拔最高的大陆。这里没有原住民。生物的多样性相比于其他大陆也要单调很多。可以说这里是世界上最贫瘠、最荒凉的地区。它的壮美无以言表，但是它的荒凉也是难以名状的，窗外除了海冰，冰盖和雪，就是远处的冰山。虽然中山站室内温度相对宜人，然而打开大门，南极冰冷疯狂的风时时提醒你这里就是地球上最不适合人类生存的地方。一旦遭遇极端天气，气温零下30多度，风雪交加，雪暴情况下，地吹雪加上暴风雪，能见度只有几米之遥，如果此时要外出工作，必须手足并用往前爬行，否则根本无法前进，两三百米的路往往要走上半个小时之久，在冰冷厚重的外套下，在被吹得发红生疼的面孔下，是涔涔汗水浸透的内衣。

中国人走到哪里，国旗和党旗就飘扬在哪里。中山站 22 名队员中有 11 名党员，成立了第三十六次南极考察中山站党支部，我很光荣地成为了支部的宣传委员。在这里每个人都是多面手，除了自己的专业，所有的站务工作必须所有队员都参与，在南极这样的极端环境下，更要充分发扬党员的先锋模范作用以及党支部的战斗堡垒作用，我和其他党员一起，永远冲在劳动最前线。越冬生活和工作，荣誉风险相伴，彼此互相扶持，生死与共，我们共同书写着南极科考精神。

越冬就要面临极夜，而极夜期间的"越冬综合征"就像一个魔咒，与世隔绝的冰冷，终日不见阳光的消沉，长期离家的乡愁，使得心中的孤寂和这毫无生气的冰面仿佛融为了一体，并且牢牢地盘踞在心头。不少人失眠整夜，郁郁寡欢，情绪低落且易激惹，别国科考队甚至出现过因琐事而导致人身伤害事件这类极端案例。但是，我们南极考察队员肩负祖国重托、家人期许，不会轻易就被"越冬综合征"打败。党支部是党员的家，也是普通队员的港岸，作为支部委员以及医疗保障岗位，所有队员的身心健康，特别是情绪，是我每天都要关注的重点，我总是"偷偷"观察着大家的谈话、表情、行为，发现言行举止和之前有较大区别的队员时，就会及时和他沟通，带他玩耍，尽量唤醒积极的情绪。除了配合书记按时完成"三会一课"的支部工作，在站长同意下，我也会组织各种体育活动比赛、定期播放电影，让大家可以凑在一起，而不是一个人发呆，尽可能用集体的温暖和运动带来的内分泌的正反馈，来维持大家情绪的阈值。

站区医疗单元和大型三甲医院比肯定是相对简单了点，但是已经远远超过了我的预期，具备了检验科最基本的设备：全血细胞分析仪、血液生化分析仪、尿常规仪，拥有手术室、麻醉机、监护仪等设备，有覆盖各个系统的基本口服和静脉使用药物，还有一个两张床的病房，必要时可供病人"住院"观察，甚至还有一台 X 光机和超声机。我作为医疗保障岗位，中山站区度夏以及越冬期间所有人员的身心健康都是我的工作范畴。在国内我是一名急诊科医师，而这里，除了儿科和产科的问题不会出现，内科、外科、神经内科、眼科、耳鼻喉科、口腔科，甚至妇科的问题都需要我做出决策和处理，所以挑战巨大。南极考察各项任务重，作业条件恶劣，危险系数极高，各种不确定因素可能会随时变化，因此，医疗保障是保证考察任务顺利运行非常重要的一个环节。

在站上的 400 余天里，我通过非手术方式治疗了一例急性阑尾炎，做了两台皮下脂肪瘤的切除术，一台背部疽的切除术，同时积极协助俄罗斯进步站和印度芭拉提站的外伤救助工作。但是南极毕竟山高路远，离南极较近国家的大型综合医院也有着上千公里的距离，并且由于南极特殊地理气候条件，运输人员或者货物的时间和气象窗口极窄，因此，如果一旦发生严重的创伤、重症，后果是不堪设想的。所以在中山站，我做得最多的是"有时批评，常常叮嘱，总是唠叨"，批评有些队员偶尔的不安全意识，叮嘱大家工作生活中的注意事项，尽可能避免意外和疾病发生，唠叨着各种健康的生活方式，一切重在预防。我会开玩笑地对其他队员说"你不要给我增加工作量"，"我在这里工作最大的成就是整天无所事事"，大家都知道我的用心所在，所以都会相视一笑，点头理解。好在站上的队员都很争气，虽然时不时有些小的擦伤扭伤、口腔溃疡、便秘腹泻这类小问题，总体来说，没有给我运用急诊重症专业知识大显身手的机会。

由于新冠疫情在全球肆虐，我们三十六次中山站和长城站越冬队不能按照既往搭乘国际航班回家的计划，必须在完成了400多天的站上越冬工作后，继续在海上全程不下船的情况下度过4个多月漫长枯燥单调的"远洋船员"生活，但是对于我们这些经历了极夜的队员来说，早已经熟悉了寂寞，克服了孤独，自会苦中作乐。

中国第三十六次南极考察越冬队从出发到回家，共历时563天，当快回到中国极地中心基地的时候，大家相约一起站在甲板遥望大海。回望中山，不由感慨万千，海上吹来温暖和煦的风，这是祖国的味道，眼中的一切都是美好和充满希望的，朝夕相处了一年半的兄弟互相拍拍后背，在即将各奔东西的时刻，记住了彼此经过蜕变更加成熟的脸庞。

不忘"中国援摩医疗队员"的初心

上海市同济医院　王欣

　　我曾经援摩洛哥16年。当时整个援摩医疗队共分成8个分队,分布在摩洛哥的8个不同地区。这些地区各有特点,有沿海城市的阿加迪尔和穆罕默迪亚;有沙漠边缘城市的拉西迪亚;有位于山区的舍夫沙万和塔扎等。由于地区环境的差异,各个医院的医疗设施条件也有很大的差别,对中国医生的依赖程度也不尽相同。但是,不管是在哪个分队工作的援摩医疗队员们,他们始终都怀着一颗同样的初心,那就是以弘扬"不畏艰苦、甘于奉献、救死扶伤、大爱无疆"的精神为己任,全心全意为摩洛哥人民的健康保驾护航。援摩医疗队的初心已经影响了一代又一代的队员们,大家都能保持始终不忘这颗初心,继续前进,不断开拓援摩医疗的新局面,不断推进中摩两国人民之间的友谊。他们为中摩两国战略伙伴关系的确立做出了重要贡献。

　　在这里工作最忙最累的就是妇产科医生。每一位医生,每一次值班,都要从白天忙到黑夜,又从黑夜忙到天明,每一个夜班都会身心俱疲,每一位高危产妇都会牵动着她们的心。她们都任劳任怨,从不叫苦叫累,努力克服各种困难,力保每一位产妇都能母子平安,为促进摩洛哥地区的母婴保健和生殖健康工作做出贡献。这里的骨科医生也普遍存在着这样的境遇,除了应对处理大量的外伤、骨折患者以外,一些又臭又脏的糖尿病足坏疽伴感染和各种复杂的手足外伤,摩洛哥医生都不愿意接手,永远都是中国医生来帮忙治疗和护理。他们都能以大局为重,从不计较,从不推诿,全心全意为患者服务,努力让患者满意,让医院满意。麻醉科医生的职责与国内不同,对麻醉科医生的培养模式和国内也不一样,重要的抢救都是由麻醉医生来负责实施的。这里的麻醉医生都要身兼数职,手术麻醉、急诊抢救、重症监护都离不开麻醉医生的身影，哪里患者有危险就出现在哪里，是真正的生命护航者。因此，很多麻醉医生来到摩洛哥后都要开始重新复习重症监护和急救的相关知识和进展……这些仅仅是援摩医疗队员们日常工作的缩影。我们中国援摩医疗队的各位队员，都具有强烈的责任感和进取心，都渴望在援摩期间内自己的专业技术水平既能与国内的医疗发展相同步，又能结合援摩医疗工作中的实际情况充分发挥出自己的能力和技术。在艰苦的医疗条件下，既要保证医疗安全，又要敢于不断创新，对每位队员来说确实是一种不小的考验。队员们都能坚守着祖国的嘱托高于一切，不忘自己的初心，能在艰苦条件下继续保持前进，这种精神难能可贵。

援摩医疗走过的几十年的艰辛历程，谱写了许多可歌可泣的感人事迹，涌现出了无数的亮点和泪点，取得了一批又一批的丰硕成果。党中央领导对援摩医疗队的工作也始终关注并寄予厚望，每一位领导来摩都要亲自慰问医疗队员们，送上祖国亲人的问候，送上党的嘱托。同时，也对援摩医疗工作提出更高的要求，希望援摩医疗队能够成为全国各行业学习的榜样。国际形势发展到今天，面对新的外交策略和要求，对援摩医疗队而言可谓任重而道远。

随着全球经济的发展，随着国际形势和格局的新变化，跨世纪的援摩医疗也更应该适应国际形势而发生新变化，适当采取与国际援助活动相接轨的模式发展。应该与时俱进，倡导精准的医疗援助模式，遵循"需要、专业、自愿"的原则，即根据受援国的需要，组成自愿的专家医疗组，对其提供准确的帮扶服务。诸如"光明行"此类活动已经取得显著效果，就是成功的新型医疗援助模式的典范。由知名专家组成的医疗援助团与传统医疗队的援助形式形成了有效的互补，既增强了医疗援助的力量，又能使代表着中国医疗技术最高级别的水平深入人心。类似的援助行动还将陆续扩大到其它各个专科领域，这就是援摩医疗能够永葆活力的制胜法宝。我们只有不忘初心，在传承中创新，在创新中发展，在发展中生存，形成一支真正的带不走的医疗队。

随着受援国医疗事业的逐步发展，援摩医疗队的任务和工作重心也逐渐发生了变化，针对现阶段在援摩医疗过程中遇到的一些问题与实际困难，各级部门也高度重视。一方面狠抓援摩医疗队选拔培训和管理制度，另一方面加强援摩医疗队政治思想建设和团队建设，在各个医疗分队建立了党组织，定期开展思想教育活动，使援摩医疗队员们的思想能够始终与党中央保持一致，有利于推进新形势下的援摩医疗工作。这更需要我们医疗队员们在现阶段的工作中要不忘初心，不断学习，坚持自信，牢记我们援摩医疗队的任务和宗旨。遇到问题时，能够有理、有据地说服对方，并要将一些先进的理念传输给对方，在工作中占据主动，这样才能获得对方的信任与依赖，有利于开展工作，提高自己的地位。更要求党员队员在各医疗分队中要更好地贯彻中央的号召，要发挥先进模范作用，在队里具有表率作用。"基础要学，关键在做"，切勿"好高骛远"，切勿"纸上谈兵"，切切实实落实好本队中具体的细节工作。调整好心态。保持一颗平常心，"既来之，则安之"，不能过多地计较个人得失，尽可能做到主动承担，乐于助人。要学会工作中寻找乐趣，在工作中享受生活，在工作中学习摩洛哥医生的长处，使我们单调的生活更加充实起来。在援摩工作期间，更需要每一位队员都要以党员的标准来要求自己，在思想上要与党中央的援外工作指导精神保持高度一致，在医疗技术和基础理论上要始终紧跟时代的步伐，保持国际国内领先水平，在实践中贯彻党中央的最新指示，不忘初心，继续前进，开创具有时代特色的援摩医疗新局面。

全体援摩医疗队员们虽身在海外，但相信会用自己的初心，为党、为国家奉上一份至诚、至爱的节日贺礼。

湄公河畔的青春誓言

上海交通大学医学院附属新华医院　陈磊

又到了初夏的五月，忽然想起美丽的鸡蛋花应该在湄公河畔绽放了，我的思绪也随着那一片片嫩黄的花瓣飘回到15年前在老挝做志愿者的那段青春岁月里。

2006年10月，我参加了第六批中国上海青年志愿者赴老挝服务队，赴老挝进行为期半年的志愿服务。在老挝这片带着神秘色彩的国度里，我度过了人生中最难忘的6个月，留下了我的青春印记。

我忘不了老挝优美的亚热带风光，蜿蜒的湄公河绕着街市缓缓地流淌着，向世人诉说着历史的沧桑。随处可见金碧辉煌的寺庙，佛教给这个国家刻下了深深的烙印，也凝成了老挝人民的善良、友爱、宽容气度。街上悠闲的行人和优雅的僧侣，让这个国度散发着闲适、祥和的气息。

我忘不了老挝人民的善良淳朴，时常想起与他们一起工作、聊天、联欢、打球，参加老挝同志的婚礼、祈福等活动的场景，向他们学习老语，喝"团结酒"，建立真挚的友谊。

我忘不了刚到老挝国防部下属的103医院工作时看到换药的情景，病人穿着自己的衣服把毛巾塞在嘴里，忍着疼痛让医生给伤口挤脓，病房里苍蝇飞舞，寻找脓血。70% － 80%的病人伤口都感染。我坚持每天给最严重的几个病人换药，边操作边讲解，把正确的消毒、引流方法演示给老挝医生看，在手术时则明确要求大家注意切口的保护和清洗。最后，伤口感染率降到了10%左右。一台手术只能用2-3根缝线，工作之余要自己做纱布，通过画图和手势来沟通手术方式，这些都没难倒我。我发挥中国青年医生的聪明才智，克服了种种困难，我的名字在短短两周之后就被写在了只有主刀医生才能上的小黑板上了。60余例手术，其中包括成功进行的多例肠癌、胃癌等难度较大的手术，成功抢救了多例诸如胃大出血、多处严重枪伤、肠漏等危重病人，门急诊50多例，为病人换药100多例，这就是我半年工作交出的答卷。

我忘不了团市委、交大医学院、新华医院等各级领导和同事对我的支持和鼓励。节日的慰问、家乡的食品、急需的医疗器材等在我最需要的时候不远万里从祖国送到了异域他乡，让我始终感到背后有强大的祖国在看着我，关心着我，我不是在孤身奋战！我忘不了家人的思念和默默的支持，我出国时大人刚怀孕，在最需要我的时候却不能尽丈夫的责任。但厚厚的几沓国际长途电话卡饱含了亲人的思念之情。

我更忘不了，2006年11月20日，正在老挝进行国事访问的胡锦涛总书记专门安排时间，接见第六批中国青年志愿者赴老挝服务队员时的激动场景。胡总书记向志愿者们提出了殷切希望，相信大家不会辜负祖国和人民的嘱托，一定会努力做好自己的工作，为中老友谊和合作作出自己的贡献。总书记还与大家合影留念。充分体现了党和国家对青年成长成才的殷切关怀，对开展青年志愿者工作的高度重视，这是全体队员的光荣，也是对青年的巨大鼓舞。

我怀着理想而来，不辱使命，尽己所能，真情服务，用知识、技能和真诚，为自己的青春谱写了绚丽篇章，也为自己的人生留下了美好回忆。我用实际行动，传播中华文明，增进中老两国人民之间的友谊，用至诚爱心谱写了一曲动人的青年志愿者之歌！

"奉献、友爱、互助、进步"的志愿者精神是我的青春誓言，激励着我不断前行。我将带着这影响一生的收获，继续书写更加光彩的人生篇章。

精准帮扶 彰显时代担当

上海交通大学医学院附属新华医院　蒋红丽

为坚决贯彻国家扶贫攻坚战略，我院积极响应卫生部和上海市卫生计生委的统一部署，于 2010 年 3 月与云南省保山市龙陵县人民医院（以下简称县医院）签订协议，建立了长期对口支援关系。2010 年 4 月初，在全志伟副院长的护送下，我院首批医疗队由麻醉与重症医学科江来主任带队，赴龙陵县医院开始对口帮扶工作。

由于工作成绩突出，2010 年 8 月卫生部在龙陵举行了第一次全国援滇工作交流会，我院作为指定医疗机构作对口支援专题工作汇报。

弹指十年间，我院顺利完成 20 批队伍的换防，累计向受援医院派出 100 名临床、医技、护理、管理等骨干，契合受援医院的现状及需求，逐步帮助受援医院完成重点学科建设和骨干培养中长期计划。

帮扶期间，医疗队共诊治门急诊患者 2 万余人次，参与疑难及危重病抢救讨论 800 余次，开展各类学术讲座 900 余次，开展示例手术近 3000 台次。医疗队通过开展教学查房、手术示教、业务培训、学术会议、科普讲座、病例讨论、"三基"培训、因地制宜开展新技术、送医下乡巡回医疗、举办继续教育班和申请研究课题等多种形式，培养科学的管理和治疗理念，加强医务人员的专业技术训练和能力素质建设，全方位帮扶提高受援医院医、教、研和管理水平。2012 年 9 月我院被评为全国城乡医院对口支援工作先进集体。

精心统筹谋划，把好对口帮扶"航船舵"

"授人以鱼不如授人以渔"，新华对口帮扶一直秉承要培养一支"带不走的医疗队"的指导思想，充分调研和指导，精心组队，精准帮扶。

专科组团式帮扶。2010年帮扶伊始，双方以围绕解决常见多发疾病和重点人群健康问题为切入点，"补短板、强弱项、打基础"，连续派驻管理、儿科、妇产科、普外科专家，帮助新建儿科、扶持妇产科和普外科，并顺利获得省级临床重点专科建设项目。

多学科组团式帮扶。2018年5月起，双方围绕"重急救、提质量、建特色"，由麻醉、重症、手术科室组队实施"多学科组团式帮扶"模式，有效提升县医院急危重症救治能力和围手术学科建设。县医院通过省级卒中中心、胸痛中心验收。

延伸帮扶。建立"上海交通大学颅神经疾病诊治中心云南分中心"、"上海新华医院远程会诊中心"，不仅让龙陵及周边群众更便捷享受到上海优质医疗资源，也为县医院搭建了很好的学习交流平台。医疗队走出县域，到相邻县区、州医院进行交流指导、专题讲座培训等，参加送医下乡巡回医疗，足迹踏遍全县10个乡镇。多次捐款、助残、资助教育，例如：资助龙陵县15名贫困家庭先心病儿童接受手术治疗恢复健康，为龙陵县最偏远的木城乡卫生院协调捐赠救护车1辆，落实上海市政府150万元的医疗设备捐赠，医疗队员王中川以个人名义协调捐赠25台电脑给镇安镇北小学等。

精准聚焦发力，唱响帮扶工作"主打歌"

对口支援不仅要"输血"，更要"造血"。十年来，医疗队以理念先行提升医院管理，着眼长远、多管齐下，推动受援医院可持续发展。

人才培养成效明显。创新人才培养机制，通过实施"一带一"导师制培养制度、免费接收县医院进修人员100多名进行一对一带教，为受援医院培养学科带头人16名。

学科建设稳步推进。十年帮扶，县医院的临床科室从6个发展到17个，获得3个省级临床重点专科（妇产科、儿科、普外科）、4个市级临床重点专科（眼科、儿科、普外科、泌尿外科）和2个省级补短板建设项目（急诊科、呼吸内科），新建皮肤、疼痛、糖尿病、胃肠镜、视光中心5个特色专科。

填补受援医院多项空白。例如：建立产前检查制度，使县医院成为保山地区第一个建立正规产检制度的县级医院；在龙陵县初步建立儿童先天性心脏病筛查制度、帮助县医院建立新生儿重症监护室等，提升当地妇幼医疗服务能力；指导发表了县医院首篇 SCI 论文；组织县医院首个县、市继续教育班等。

通过十年帮扶，当地医疗卫生事业快速发展，综合效益日益显现。医疗队通过提升管理理念、培养技术骨干、因地制宜开展适宜技术、创新医患管理模式、参与医院文化建设等全方位提升受援医院服务水平。受援医院从医院管理、医疗技术、诊疗规范等各方面成效显著，医疗核心业务指标大幅度提升，2019年与 2009 年相比，门诊人次增长 304%，住院人次增长 278%，手术人次增长 881%，医疗收入增长 595%。县医院晋升为二级甲等医院，各项综合满意度达 96% 以上，基本实现了边疆群众 90% 的患者留在县域就诊的医改目标，2018年通过云南省县级公立医院提质达标验收，2019 年被列入全面提升县级医院综合能力第二阶段县级医院名单。助力脱贫攻坚，新华人贡献了自己的智慧和力量。

东西部地区省际医院对口支援是国家健康中国梦和扶贫攻坚战的重要举措。作为大型公立医院，对口支援是新华医院义不容辞的社会责任和公益性的具体表现。我院将一如既往地真抓实干、全力以赴完成对口支援各项任务！

一心向党 一路追梦

上海交通大学医学院附属新华医院崇明分院　虞伟琴

春华秋实，光阴荏苒，一转眼，我在卫生系统已经走过了 38 个年头。从一名青涩的小姑娘成长为一名护理专业的副主任护师，离不开党和领导的教育和栽培，离不开单位同事的支持和帮助，更离不开自己孜孜不倦的追求。值此建党 100 周年之际，作为一名有着 23 年党龄的老党员，回顾来路，耳闻目睹国家、市县以及医院的建设和发展，心潮澎湃，感慨万千，由衷地感到自豪和高兴。如今的祖国日益强大，卫生医疗事业稳步发展，人民健康更有保障。

立下初心　勤奋工作

1984 年，我从崇明卫校毕业，分配至崇明县中心医院。当时医院刚新建好病房大楼，急需医护人员，我们这届 28 名护士分配在中心医院工作。刚进医院时，我分配在传染病房，当时还有患乙脑的小孩，我虚心学习，做好基础护理，测体温做记录，严格执行消毒隔离。不多时，就转科来到儿科，儿科的用药剂量是最要注意的。随后，转至内科病房，跟班，再独立当班。那时病人很多，一直记得老内科走廊的加床不断，早晨要打满满一盘子肌肉针，一天下来，很累但很快乐，因为觉得自己在崇明县最大的医院工作很自豪。那时医院为我们提供新职工宿舍，4 人一间，医院还有锅炉房可以泡开水，有职工浴室定期开放可以去洗澡。

工作上，我一直注重学习，钻研业务知识，苦练护理基本功，在一次县级护理比赛中，我获得全能一等奖和两个单项一等奖，为医院争得了荣誉。

1995 年，为了提高崇明区卫生系统医务人员学历水平，卫生局特地在崇明举办中专升大专的学历教育，由上海职工医学院老师来崇明授课，全部利用周末上课，先入学考试，考取后，利用休息天学习，即所谓的半脱产学习。学期最后半年，我们来到上海各大三级医院实习，我分在上海胸科医院。临毕业，带教老师想叫我留下来，但一想到家乡崇明，我婉言谢绝了。从1994年起，我担任护理带教老师，以身作则，认真带教，一批批学生走向临床，为患者服务。1996年，医院设立内科监护病房，我担任护士长，制订科室各项规章制度和工作流程，抓规范、重管理、提质量，协助医生抢救了许多重危病人，得到了病人和医生的一致好评。随后，我递交了入党申请，为了让自己心有所向、行有所为，增加归属感。1998年，我光荣成为一名党员，从此对自己的要求更严格了。

不忘初心 勇挑重担

2003年，一场突如其来的非典肆虐大地。医院紧急号召医务人员抗击非典，即刻设置隔离病房，配备设施设备和人员。我自告奋勇第一时间报名进入非典隔离留观病房，协助合理设置区域，抓好消毒隔离，做好各项登记。当时，记得收住了一位小病人，我们耐心护理，想方设法安慰小病人，后来，这位小病人解除了疑似，转出隔离病房。

当时，非典来势凶，病情重，传染性强，大家都有点害怕。我不顾家中有着年迈的父母亲，就想到自己作为一名党员，应该冲锋在前，走在群众前面。我记得，在隔离病房期间，我还鼓励一名医生递交入党报告，后来党组织接收了这位医生火线入党。就在我入住隔离病房工作这段时间，父亲突发脑梗，我不能亲自陪伴。我觉得，党员在关键时刻，就要体现模范性和先进性，这也是多年来我一直默默对自己的要求，"我是党员，要起模范带头作用。"

永葆初心 追梦不止

从最初的两名医生逐步发展壮大，到1994年，医院评上二级甲等医院。2004年，仁济医院托管，医院实行院科两级管理，我担任内科科护士长，负责消化、内分泌、神经、心血管等病区护理管理。那时，我一天要查看几个科室，哪个科室碰到疑难问题，我就出现在哪里，这就要求我有过硬的理论和技术水平，有时晚上过来给病人做静脉穿刺，有时给病人抽动脉血等，我都毫无怨言。通过自己各方面努力，2007年我从主管护师晋升到副主任护师，护理能力提升，为人民服务的本领更强了。前几年，走在路上或菜场上，总有人认出我，"护士长，是你们当年救了我"，每每这时，我感到欣慰。2009年，上海市政府提出"5+3+1"工程，政府授权上海交通大学医学院附属新华医院负责全面管理和建设崇明医院，十余年来，在上级政府的支持下，在新华总院的倾力扶持下，医院成功创三，医教研管理各方面出现长足进步。2020年医院被列为上海市首批区域性医疗中心建设单位，并成功创建第六届全国文明单位。

回顾自己的历程，我深深地感到个人命运与党和国家的命运息息相关。没有中国共产党的正确领导，没有改革开放，就没有我的今天。习近平总书记说过，走得再远都不能忘记来时的路。作为一名共产党员，我将一如既往，保持为人民服务的初心，为健康上海崇明建设，为生态岛建设不遗余力贡献自己的力量。

卫生援疆，赴莎车重症超声培训

上海市第七人民医院　韩耀国

从上海来到新疆莎车参加卫生援疆工作，转眼间一年多过去了。2019年年末，医院人事处陈处长找我谈话，问我愿不愿意去援疆。这是是组织对我的信任，也是我的荣幸，作为一名中共党员，当然会服从党的安排，何况，奔赴辽阔的新疆参加援疆工作一直是我的心愿，我毫不犹豫地答应了。

赴疆之前参加市里组织的培训，市里领导教导我们要思考3个问题：援疆为什么？援疆做什么？离疆后留下什么？这3个问题一直存在于我的脑海中。

我来自上海市第七人民医院重症医学科，援建单位是喀什地区莎车县人民医院。赴疆之前，我与莎车ICU取得了联系，了解到科室有一台超声机，但是没有医生能够很好地使用这个仪器。当时我就有了想法，对全科医生进行系统的重症超声培训，让每个人都掌握重症超声技术。因为重症超声就像ICU医生的眼睛，可以让医生直接看到病人的心脏、肺、血管等器官的功能状态，帮助医生诊断治疗；而且重症超声在国内是属于比较新的、先进的理念和技术。来到莎车后，我和科室每个当地医生进行了交流，大家对重症超声很感兴趣，这进一步坚定了我的想法。

重症超声培训要循序渐进，逐步开展。首先从相对简单的FAST超声开始。FAST超声指的是创伤超声重点评估，旨在迅速发现外伤导致的腹腔、心包、胸腔出血。2020年4月10日，我在莎车第一次授课。先是理论讲解，讲授了FAST超声检查的部位和手法，正常图像和异常图像的解读；随后进行床旁操作培训，手把手教授每位医生。培训结束后布置了课后作业加强练习，一周后进行操作考试，每位医生都较好完成了整套FAST超声检查流程。经过学习后，每个医生都可以使用超声评腹腔、胸腔积液，并引导胸腔穿刺、腹腔穿刺治疗。

接着按计划进行了重症超声其他章节的培训，包括肺部超声、心脏超声、超声引导中心静脉置管、CCUE 流程等。每 4 周一次培训，每次培训包括理论授课、床旁操作、课后练习及考试。经过一年的学习，莎车县人民医院 ICU 每个医生均已掌握基础重症超声技术，能够用超声快速评估患者的病情，做出诊断和治疗决策。

不只是 ICU，医院其他科室也见识了重症超声的魅力。4 月 6 日，一名急性肾功能衰竭、急性心力衰竭伴肺水肿、急性呼吸衰竭的病人从肾内科转科至 ICU，需要尽快行血液透析治疗以减轻病人液体负荷。这就先要做股静脉血透导管置管，但患者体重达一百公斤，严重肥胖导致股静脉无法用常规方法定位穿刺。我对病人进行评估后，决定行超声引导股静脉血透导管置入，在超声直视、引导下，将血透导管顺利置入了患者股静脉，保证了血液透析的顺利开展，避免了穿刺入动脉、出血、置管失败等并发症。在病人血透期间，每日使用超声对肺水肿、下腔静脉、心脏进行评估，指导血透剂量的调整，数日后患者明显好转，转回了普通病房。

2020 年 3 月份初到莎车时，巴旦木树刚刚开出白色的花，乡间的田野一片片花海。一年半后的 2021 年秋天，我将结束令人难忘的援疆生活，我想重症超声也必然能在莎车大地开花结果，给 ICU 医生一双双锐利的眼睛，协助医生更精准地诊治病人，为一方百姓的生命健康保驾护航。

把上海的先进医疗技术留下来，让规范精准的诊疗理念根植于莎车 ICU 每个医生的头脑，这就是我想留下的一点"什么"。

精准健康扶贫，助力脱贫攻坚

上海市宝山区卫生事务管理中心　范凯健

2020 年，我有幸被组织选派至祖国的西北边陲新疆喀什叶城开展为期 3 年的对口援建工作。一年来，在分指和当地领导、职工的大力支持下，我按照要求，积极开展对口援建，取得一些成果，也有一些难忘的瞬间。

基层卫生医疗机构是卫生健康服务体系的触角，对于做好新冠肺炎疫情的防控和控制具有重要的基础性作用。来到叶城，我痛心于当地医疗条件的落后，但医生水平的参差不齐更使我触目惊心。试问，连承担救死扶伤职责的医生的医术水平都无法保证，对患者们的身心健康又如何担承呢？因此我来到叶城后最重视的工作便是致力于帮扶当地医生改善业务能力，不断提高村级卫生计生人员业务水平和服务能力，为患者提供优质高效公平可及的医疗服务，全年举办了两批脱产培训班，为全县乡镇、村级卫生计生专业技术人员进行全覆盖培训。内容包括疾病预防、妇幼保健、爱国卫生、预防接种、传染病报告、孕产妇管理、儿童管理、公共卫生监督管理等。培训形式多样，内容丰富，紧扣实际，取得了良好的效果。同时还邀请来自上海的 10 余名专家来到叶城人民医院对心血管内科、神经内科、肾内科、内分泌科、普外科等科室进行教学查房，对医务人员进行业务培训。

坚持党员学习是我的原则和信念，在援助帮扶期间，我也将加强党务学习、提升群众感受视为从业履职第一准则，作为组织委员，我起草了叶城分指临时党支部的学习计划，按月开展学习活动。在清明节和七一党的生日，先后组织分指全体干部人才瞻仰了叶城烈士陵园中印自卫反击战烈士纪念馆中的烈士，使大家感受到了先烈们英勇无畏的精神并感到了肩上沉甸甸的责任。作为医疗领队，我定期和队员们谈心，及时掌握和了解各位队员在工作和生活中的思想动态，确保队员们安全、安心地在叶城生活、工作。

调研工作千头万绪，我常常讲："来到叶城，就是要为叶城人民服务。"首先是调研县级医疗机构的服务能力。为全面了解和掌握叶城县级医疗机构服务能力发展情况，按照县委要求，对县人民医院和中医医院进行了调研。编制了《叶城县级医疗机构调研表》，对两家县级医院的床位设置、人员配备、医疗设备、常见疾病诊治和转诊情况开展了详细的调研。结合调研的数据和工作实际，撰写了《关于叶城县级医疗机构服务能力的调研报告》上报给县委工要领导，得到高度认可。接着组织开展乡镇卫生院和村卫生室的现场督导和调研。根据委里统一安排，我带领有关同志，对中城区、东城区、南关区搬迁点等乡镇卫生院和村卫生室进行了现场调研，并对其家庭医生服务工作、慢病管理、药品管理、环境消毒等工作进行了现场指导。

一年多的援疆工作，锤炼了我们。党的根本宗旨是为人民服务，其中所涵盖的信念、坚毅、互助，以及所赓续的不抛弃、不放弃的精神在互帮互助中得以践行。我想，这才是我们每一位援疆人引以为豪的。

生命至上，医者仁心

上海市浦东新区公利医院　周李娜

2020 年 4 月 30 日，一场"别样"的抗疫故事分享会在浦东新区党建服务中心隆重举行。故事的讲述者都来自公利医院外一党支部，他们中有上海首批援鄂医疗队员、有浦东首批医学隔离观察点领队、有发热门诊一线医务人员，也有在疫情期间始终坚守在本职岗位上的白衣战士。

作为一个与浦东开发开放同龄的党支部，外一支部见证了浦东的蓬勃发展、感受了医院的跨越成长，也亲历了"非典"和这一次的"新冠阻击战"。外一支部由普外科、胸外科、耳鼻咽喉科、眼科等科室的 20 余位党员组成，秉承"救死扶伤，服务人民"的宗旨，涌现出一批又一批优秀共产党员和感人至深的事迹。生命至上，医者担当；生命至上，仁心不忘，这既是白衣天使的信念，也是外一支部永葆前行的动力。

与死神竞速的勇敢者

"叮叮叮……"胸外科主任兼外一党支部书记李晓斌主任的手机铃声在寂静的凌晨响了起来。

"有危重患者抢救，需要您马上到抢救室！"放下电话，李主任急忙从家里往医院赶。

原来，医院收治了一名心肺贯通伤患者，伴发失血性休克，生命垂危。急诊手术，争分夺秒，但在打开胸腔的一瞬间，见惯了"大场面"的李晓斌主任也惊呆了。整个手术视野都被血液遮挡，根本无法找到出血位置，而患者此刻已在濒死边缘，心跳随时可能停止。李主任沉着镇静，凭借精湛的技术操作胸腔镜，很快探查发现"右心心包心室裂口伴活动性出血"。手术团队即刻进行抢救，如魔法般的双手，操作自如，在跳动的心脏上修复了裂口。经过近3个小时的奋力抢救，手术圆满成功，患者终于脱离了生命危险。而更为赞叹的是，整个手术过程没有输注一滴血，采用了自体血回输的方法进行血液补充，造就完成了一个奇迹。

本次"右中叶肺贯通伤＋右心室穿孔"的抢救成功殊为不易，从接诊到手术治疗各流程全面开启急救绿色通道，是对公利医院急救"一键启动"的一次最佳检验。这样与死神赛跑的案例还有很多很多，公利医院也始终保持着很高的抢救成功率。究其原因，是因为有着一群与死神赛跑的勇者，他们笃信"生命至上，医者仁心"的梦想，自老一辈刘江齐书记开始，便薪火相传、发扬光大，用言行诠释着"公益利民"的誓言。

爱心传递的接力者

"救死扶伤是我们的天职，回馈社会是我们的理想。我们不仅要在医院里治病救人，更要将爱洒向社会"支部书记李晓斌这么说道。

外一党支部始终热心公益事业，热心为民办实事、办好事，徐菁主任、孙健医生等多名优秀党员先后参与医院援疆、援藏、援滇和出国援助摩洛哥的任务。支部还通过党建引领及品牌建设参与各种公益活动，包括成立新区第一家青光眼俱乐部、"肠相伴爱相随"造口俱乐部、爱耳日等活动，通过免费义诊、专家讲座、团体游戏、分享交流等形式，向患者传授科普知识，缓解患者焦虑紧张的心态，积极配合医生治疗。一个个公益俱乐部的成立，转换了传统的诊疗模式，形成了全周期的生命照护，为患者带来了更高品质的生活，每年受惠1000多人次，受到患者的一致好评！

支部还定期组织参加捐资助学等慈善活动，先后为新疆等地捐赠衣物约500件，为云南大学生捐助价值万元的生活物资、为困难病人捐款、捐物等等，奉献出了支部自己的一份力量。

疫情防控的先行者

新冠疫情爆发后，支部全体党员第一时间主动请缨，白衣卫士、执甲逆行。第一时间参与援鄂，组建集中隔离观察点、支援院内发热门诊、大批量核酸采样、筹备新冠疫苗注射……在疫情的危急关头，党员冲锋在前，发挥榜样的的作用！

在寒风凛冽的大年夜，纪艳艳护士长与家人匆匆道别，作为第一批援鄂队员逆行出发，火速集结，随队紧急奔赴武汉。她说："国家危难之时，作为一名党员必须主动响应号召，请缨驰援武汉，冲锋在前，能吃苦、能战斗、能奉献，战斗在疫情防控第一线。"

情人节这天，年轻党员朱莉娟和黄晓菁主动报名加入了发热门诊梯队，与其他同志一起严格把控每一道防线。他们以零感染为目标，制定了完善的防护与救治流程，接受和参与了严格的防护培训和演练。针对危重病人，他们还进行多次疑难病例讨论，确保每一位病人得到有效救治。

医院承担集中隔离点任务后，支部书记李晓斌和支委委员黄晓菁、周李娜带领全体党员同志们主动请缨，参与到隔离点的一线抗疫工作中。李晓斌书记作为第一梯队担任隔离点领队，在深夜仅半小时就完成了全员集结，整装出发。进点后，又不顾辛苦，发挥连续作战的精神，快速高效地收治人员，创下了隔离点短期接收人数之最。

这个小小的基层支部在 30 余年的发展中，始终坚持与人民站在一起，或默默守护，或谆谆嘱托，或并肩作战。他们始终不忘医者敬佑生命、救死扶伤的初心和使命，脚踏实地，艰苦奋斗，为建设健康中国、增进人民健康福祉贡献力量。

镇里来了"上海医生"

松江区佘山镇社区卫生服务中心　余永林

2020年4月至9月，我响应号召援滇医疗扶贫6个月，去的是勐腊县磨憨镇卫生院——一个边境小镇的医院。回首这短短的援滇经历，竟然发现淡淡的牵挂还在心中！

援滇之旅——忐忑

刚刚得知此次援滇医疗扶贫行动时，说来惭愧，心中有一丝恐慌，那是对未知的恐慌。但党员的身份不断告诉自己："我是党员，我应该走在前，我不去，谁去！"所以我主动向院部表态，我愿意参加此次援滇工作。随着出发日子的临近，害怕自身能力有限起不了作用，害怕起不到党员先锋榜样作用的忐忑心理愈加强烈！

习近平总书记说过：预则立，不预则废！我要提前准备，战胜恐慌，打好一场漂亮的医疗扶贫攻坚战。学习、请教，不断学习、不断请教，成了我最近的生活重心。特别是擅长的五官科医疗服务项目，要准备好多的专业器械如：电耳镜、眼底镜、扩鼻器等等。作为临床医生，我深知传染病学是我的短板。偏远的云南地区传染病肯定不在少数，出发前我得尽可能多地掌握云南地区的传染病病种，做好相关诊疗方案的演练，以免到了云南后手足无措。

援滇之旅——发现

刚到云南一个月有余的时候，只感觉磨憨镇民风淳朴，阡陌之间散发着乡野趣味，相比较上海，这里没有大城市的喧嚣繁荣，却有难能可贵的静谧平和。

经过两周时间的观察，我发现参照规范卫生院标准，这里有较多地方需要改善。迫在眉睫的问题就是整个卫生院对于病史的忽略，没有专人管理，没有统一标准。医保局来检查，发现漏洞较多导致处罚，阻碍医院良好发展。

我向单位进行了情况汇报，并得到了大力支持。我直接把中心的模板和规范用到磨憨，严格要求所有医生都要规范书写。后来发现手写的病例仍然有着不少的缺陷，便动起了电子病历系统的主意。万事从无到有难，系统的挑选要符合当地的基本情况，功能复杂的不行，价格高昂的也不行。在和多个同事共同挑选下，选定了目前这个系统。从安装到教学，一步一个脚印，建立起完整的电子病历系统！如今整个勐腊县的电子病历系统，在我的协助建设下已经走上正轨。无论是病历书写的质量、还是住院病历查询的便捷性都有了明显的提高。

我要感谢全体磨憨的同行对我的信任，才让整个电子病历系统的建立这么一帆风顺。

我也没有因为这而沾沾自喜放松我作为医生的本职工作，刚到磨憨镇的这个月我参加查房 25 次，与门诊医生一起接触患者 94 人，参与抢救患者 2 人，参与 120 出诊 3 次，展开医疗培训 4 次。行动是表达感谢最好的方式，我用全身心投入来回报磨憨人民对我的信任。

援滇之旅——惊险

回顾起整个援滇行动，最惊险的就是抢救触电的少年，现在回想起，内心的紧张还没平复，那是和死神进行的赛跑，最终我们赢了！

快下班时，抢救室突然送来一名年轻患者：左脚大脚趾皮肤脱落，四肢冰凉，面色苍白，口吐白沫，没有血压，没有心跳，也没有呼吸。种种体征表明，他需要急救。出于本能，当我脑子还没反应过来时，下意识已开始为病人做心肺复苏了！同时嘱咐护士适当时机进行皮下注射肾上腺素、开通静脉通道等一系列抢救措施。累了就和同事换班，四位医生轮流不断胸外按压，期间甚至出现了心电监护由直线变室颤的现象，半个小时，慢慢有了自主心跳，心跳恢复，心率 120 次/分，规则！患者稳定了……

我累得几乎瘫坐在抢救室，但成功的欣喜仍支撑我继续善后处置。这是从医十几年来第一次将病人从死亡线上拉回来，这是坚守"生命至上"最好的回报。让更多鲜活的生命继续绽放，这就是党和人民赋予我作为医生的责任。

援滇之旅——收获

半年来，我坚信只有脚踏实地，才能心中有数。我是援滇医生更是一名党员，周边的卫生室我都跑遍了，为当地的医疗建设提出了不少建议，特别是当地医生开药方及用药问题，普遍存在"三素一汤"问题。不断和当地同事沟通合协调，制定合理的用药方案，最终获得良好的改善。在磨憨卫生院鼎力配合下，加上我从上海带来的工具，甚至在小卫生室里开设了五官科，也解决不少不擅长的传染病问题……

当援滇医疗扶贫工作接近尾声时，遥想半年前，舍不得年迈的父母割不断初中的女儿，现在又抛不下磨憨朝夕相处的同事和患者，短短的 6 个月我收获了他们满满的信任和友谊，也成了我终生的牵挂。

回首整个援滇之行，内心为没有辜负组织的信任而高兴，也为自己为磨憨小镇人民的健康做的些许贡献而自豪。虽然援滇医疗扶贫的工作已结束，但是作为一名党员、一名医生，我将继续秉承初心使命，在现代化建设新征程路上奋勇前行！

如米苔花向阳开

青浦区白鹤镇社区卫生服务中心　洪芳

我是一名护士，1990年参加工作到现在，已经31年了。我的第一个岗位是在挂号收费室做一名收费员，因为当时护士岗位不缺，收费室缺人。干了整整一年，第二年转到病房做护士。护士要值班的，那时候值班病人多，还有妇产科接生都是护士一起配合的，多数时候晚上是不能睡的，半夜起来到天亮那是常事。干了5年，大家推荐我做了护士长，一个小护士管理多是比我年长的护士大姐们有多难，除了吃苦耐劳还是吃苦耐劳。你得多想着大家，工作跑第一，谁家有困难得想着谁，这样大家才能相信你，服你的管。1997年3月我光荣地入了党，其实那时候我对党的认识还很浅。我妈常说，邓小平就是好，两个闺女中考出去做了老师和护士，不用花钱进学校，出来工作也是有头有脸，都要感谢共产党的政策好。是呀，恢复高考、义务教育让穷人的孩子能有机会展露才华。

2001年我被领导推荐去做预防科科长，同期，支部选举我担任支部委员。新的工作，新的挑战，我一直在努力，在努力适应这个岗位，寻找自身不足，发现别人的长处，以勤补缺。2005年两院合并，2009年专门从事党务工作，2016年担任工会主席，2018年担任支部副书记。这一路走来甜酸苦辣都经历了，作为一名职工也好，干部也好，我的感受是：守得住清贫、耐得住寂寞、经得起诱惑、稳得住心神、负得起责任、扛得起使命。

从小家境贫寒也养成了我吃苦耐劳、脚踏实地的性格。为了照顾父母，我小学5年纪就缀学在家务农，是党的政策（普及义务教育）才让我重新进了学校，后来直接上了小学6年级才能有机会考进卫校，从事一名医务工作者。在我的字典里，机会＋坚持不懈的努力＝成功。偷懒、图省事，就是有了机会也走不远。

我记得《明史·娄谅传》记述了明代理学家娄谅拜师吴与弼请教学问之道的故事。鉴于娄谅好高骛远、不屑于世务的想法，吴与弼指出：为学须亲细务。吴与弼实质上是想告诫娄谅：欲成大业，务必脚踏实地，躬行践履，从身边事、具体事、小事做起。先贤大儒没有哪个是飘于云端、谈空说道，都是在一件件具体实事中磨炼自我、提升境界的。

我也一直要求自己在知行合一中主动担当作为。知行合一是党性修养之真谛。习近平总书记指出："贯彻党的群众路线，'知'是基础、是前提，'行'是重点、是关键，必须以'知'促'行'，以'行'促'知'，做到知行合一。知行合一要在实践中落细落实。切实做到"五个实"。一是信仰坚实。增强"四个意识"，坚定"四个自信"，坚决做到"两个维护"。二是思想充实。用理论武装头脑、用知识增强本领，始终做到敬畏党纪国法，敬畏人民群众，打牢为民务实清廉的思想基础。三是工作扎实。做到不虚不漂不浮，带头苦干实干，敢于担责担当，磨炼坚强意志品质。四是作风严实。自觉接受组织监督、群众监督和舆论监督，坚决抵制各种不正之风，争当清正廉洁的表率。五是待人诚实。坚守做人、处事、用权、交友的底线，追求正确的人生价值。

理想创造价值，我将把个人的前途命运融入单位发展之中，"大厦之成，非一木之材也；大海之阔，非一流之归也"，创造有益的社会价值，担负起一定的社会责任。如米苔花，向阳而生……

百变如我

长宁区天山中医医院　杨静

2020 年初新冠疫情突如其来时，在医院领导号召下，我毅然第一时间，于 2020 年 2 月份进入了发热门诊工作。2020 年 5 月进入了长宁区驻嘉虹酒店隔离点工作。

小小的"外交官"

"目前有不少外国领事馆人员，这部分工作就交给你了……"作为长宁区驻嘉虹酒店隔离点机构天山中医医院医疗队第四批的成员，看着医院领导信任的目光，我自信满满，背上沉甸甸的行囊来到了隔离点。两队人员刚交接完工作，一辆载有 20 多人的大巴士缓缓驶进酒店。我和队友们迅速变成"大白"，三两句话交代完各自的分工，有条不紊地将客人们一一带入客房。在漆黑的夜晚，我们在酒店入口又陆续接待了两批。

"小杨，我的英语不是很好，在填单子的时候，有些老外不懂中文，我反复跟他们比划也无济于事，你能否做张英文对照的表格，这样填写起来比较方便。"随即，在工作的第二天，我将所有需要填写信息的表格都翻译成英文，又将入住与离开的相关信息以及消毒隔离要求和注意事项都翻译成英文，以便每位外国人都能知晓。"杨老师，我的口语不行，你能否接下电话。"于是，每位入住的外国人体温的监测，入住的温馨提示，消毒隔离的指导，饮食的指导以及相关政策的解释工作，我都一一用英语和他们传达，甚至面对面一一解释。工作压力是有的，但是压力是动力。面对来自荷兰、爱尔兰、以色列、加拿大和约旦等国领事

261

馆人员，我从容应对。我觉得自己不仅是坚守国门的白衣天使，而且也是个小小的"外交官"！

大大的"心理咨询师"

"又是一个重度抑郁症患者，你得随时留意他们的情绪问题……"队长焦急地说。时隔8个月，2021年2月份，作为长宁区驻嘉虹酒店隔离点机构天山中医医院医疗队第十八批的成员，我再次进入长宁区驻嘉虹酒店隔离点工作。

"我觉得我在黑暗的笼子里面，在坐牢。我觉得我无法呼吸……"一位法国素食者，含着眼泪，颤抖着对我说。"我只想留在他身边，万一他在手术台上不行，至少我能送他一程……"一位主动脉夹层瘤患者的妻子，低着头，双眼含着眼泪，握着我的手，哀求地说。我国政府对新冠疫情高度重视，措施有效，使疫情迅速得到控制。但是国外的疫情不断蔓延，人们长期处于焦躁和恐惧之中，无法适应外部环境，各种情感和情绪都无法表达和释放，进而对自己和对他人失去希望。作为护理人员，最难也最擅长的是心理护理。用心倾听，感性交流，用语言和肢体语言去疏通他们的"症结"。在交流中发现问题，设身处地，旁征博引，巧妙地解决问题，让他们感受到被关心，被爱包围和被期待，引导他们渐渐走出心里的窘迫。当他们再次用希望的目光，用柔和的语言和我对话时，我欣喜自己成了一名"心理治疗师"！

暖暖的"妈妈和女儿"

在隔离点的日日夜夜，不能与家人团聚，忙碌的工作之余，我偶尔会惦念自己的幼儿和白发双鬓的老母亲。当我把儿子的绘本，画图彩笔和玩具一一递给他们，惊喜的目光和银铃般的"谢谢阿姨"，让我倍感温馨，仿佛看到了自己的儿子天天陪伴着我。"奶奶，我教你怎样调换电视频道……""您别着急，我马上打电话联系你的女儿……"当他们频频朝我点头，声声道谢时，我发觉自己的工作虽然琐碎，但已深深渗入到每个角落。温暖着他人，也滋润着自己！

长宁区驻嘉虹酒店隔离点已经345天，迎来了第九十八个国际妇女节。那天，也恰逢我的生日，队长和其他队员们早早策划的惊喜，让我深切感受到他们最真挚的祝福。我们防护镜后深邃的双眸，闪耀出智慧的光辉和波澜不惊的淡定；防护口罩后，我们亲切而有磁性的声音；防护服内湿透的身躯，迷人而优雅。昼夜星辰，我和战友们将国旗烙在心里，将党徽印在脑中，不负党和人民群众的期望，坚守在隔离点上。

百变如我，从来都不曾改变我那颗赤子之心！